はじめに

「骨盤スクワット」は、１日１回、わずか３分でできるダイエット法です。
あまりに簡単なので、「これで本当にやせられるの？」と
質問されることもありますが、本当にやせるんです。
実際に、「やせた！」「下腹がへこんでビックリ！」「ヒップが上がった！」といった
喜びの声も数多く寄せられています。

ダイエット成功のカギは、開いた骨盤を閉めることにあります。
「何を食べても太る」という人は、要注意！
骨盤が開いている可能性があります。
骨盤スクワットをやれば、開いている骨盤が閉まります。
骨盤が閉まると、体が引き締まり、やせ体質に一変するのです。

骨盤スクワットは毎日やらなくてもかまいません。
いや、むしろ毎日続けないほうがいいのです。
いままでダイエットに挫折してきた人たちでも、無理なく続けられます。

自分の適性体重までコワいほどやせていく……。
骨盤スクワットをやれば、それがかないます。

さあ、みなさんも今日から骨盤スクワットを始めましょう！

日暮里身体均整院院長　**小倉《おぐら》 誠《まこと》**

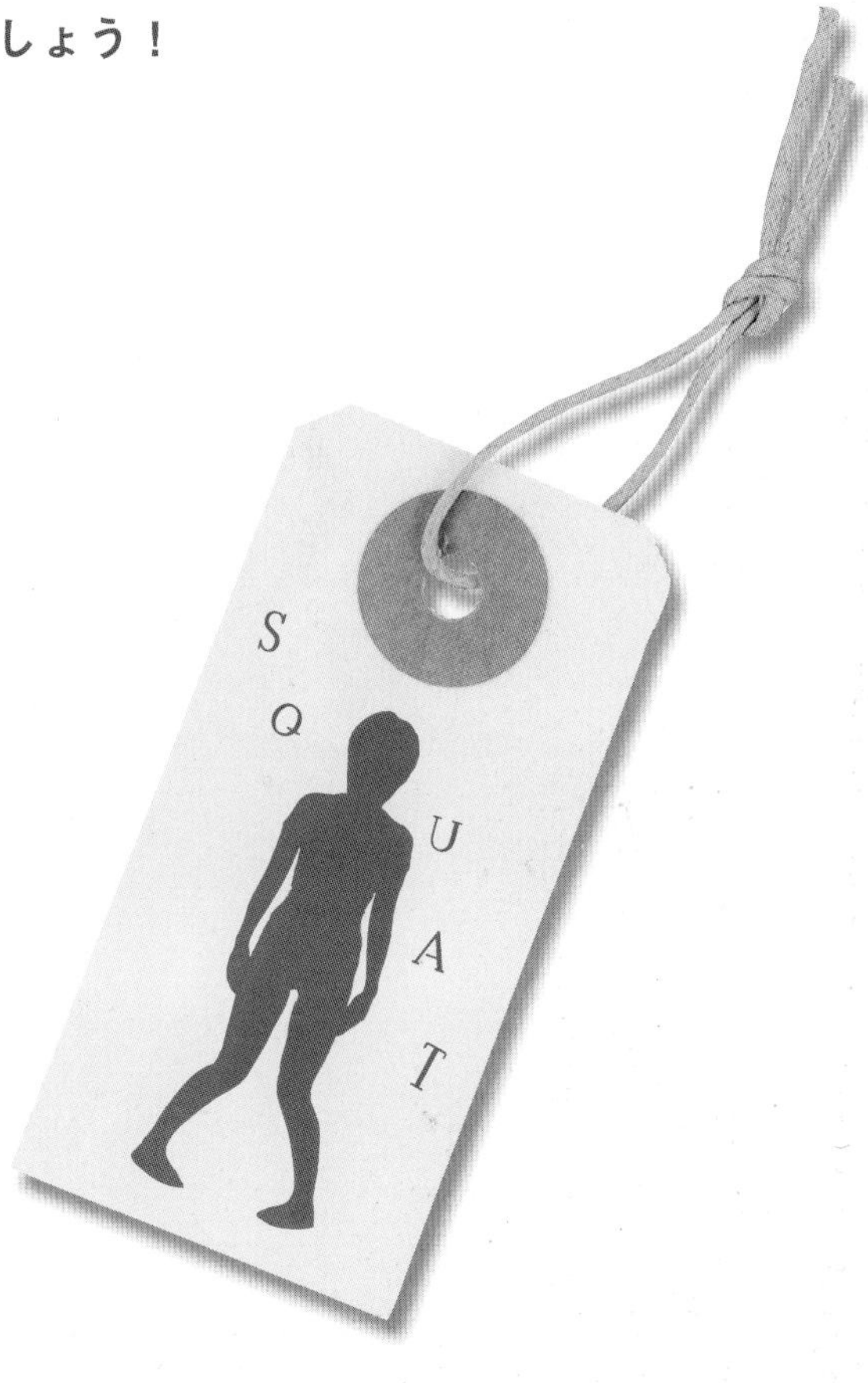

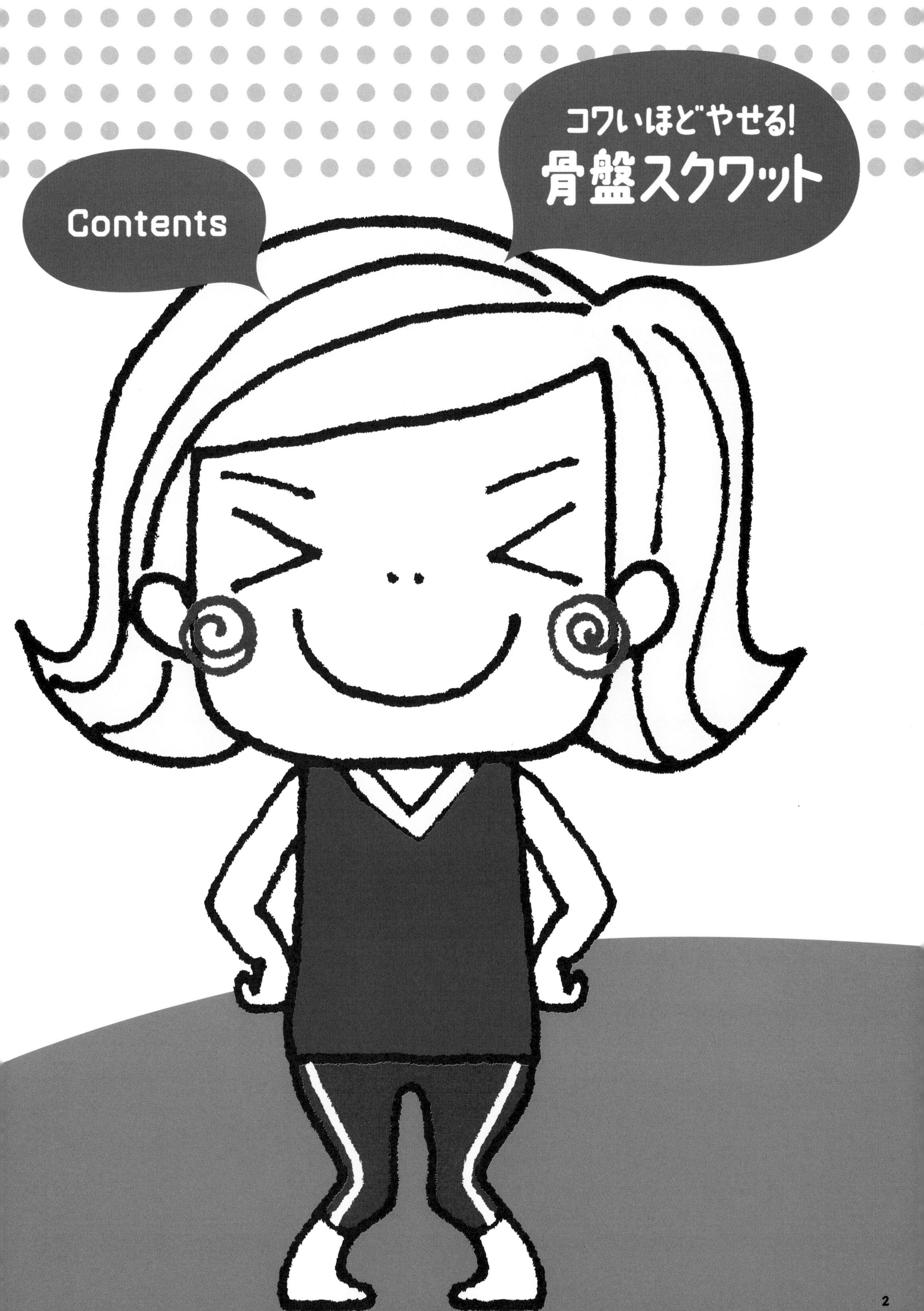
Contents
コワいほどやせる!
骨盤スクワット

1日3分でコワいほどやせた！

骨盤スクワットで腰まわりスッキリ!! 母は3kg減

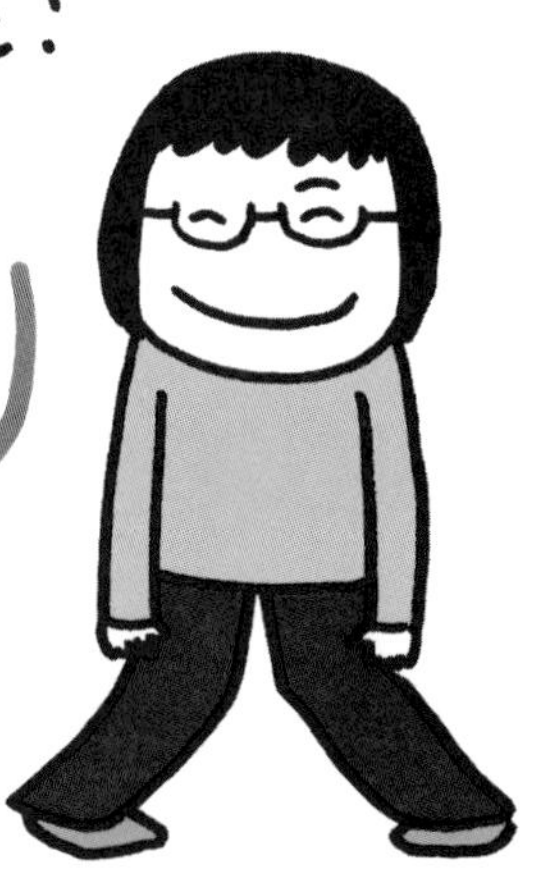

マンガ：坂木浩子

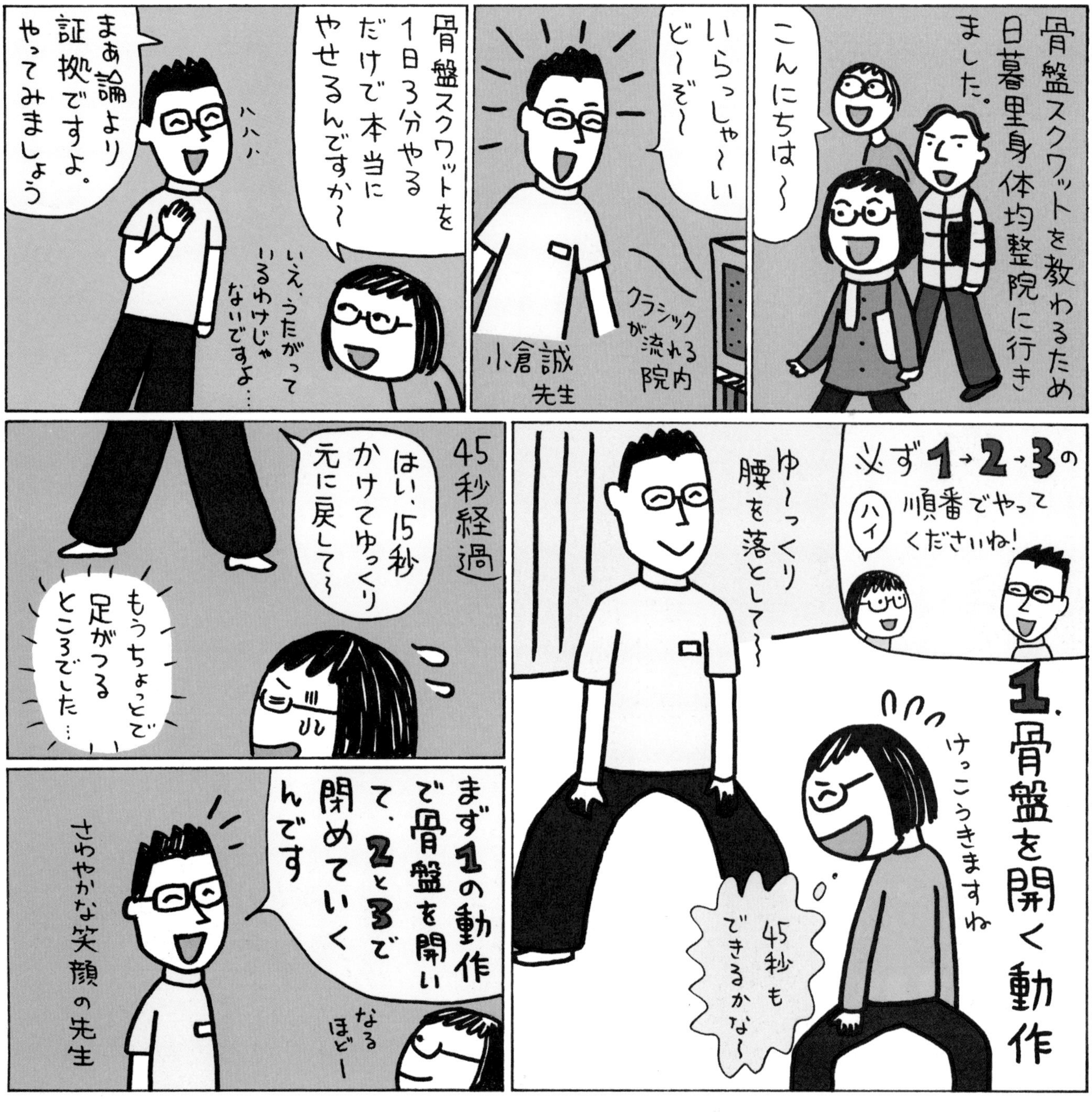

骨盤スクワットを教わるため日暮里身体均整院に行きました。
こんにちは〜
いらっしゃ〜い ど〜ぞ〜
小倉誠先生
クラシックが流れる院内
骨盤スクワットを1日3分やるだけで本当にやせるんですか〜
いえ、うたがっているわけじゃないですよ…
まあ論より証拠ですよ。やってみましょう
ハハハ
必ず1→2→3の順番でやってくださいね！
ハイ
ゆ〜っくり腰を落として〜
1. 骨盤を開く動作
けっこうきますね
45秒もできるかな〜
45秒経過
はい、15秒かけてゆっくり元に戻して〜
もうちょっとで足がつるところでした…
まず1の動作で骨盤を開いて、2と3で閉めていくんです
なるほどー
さわやかな笑顔の先生

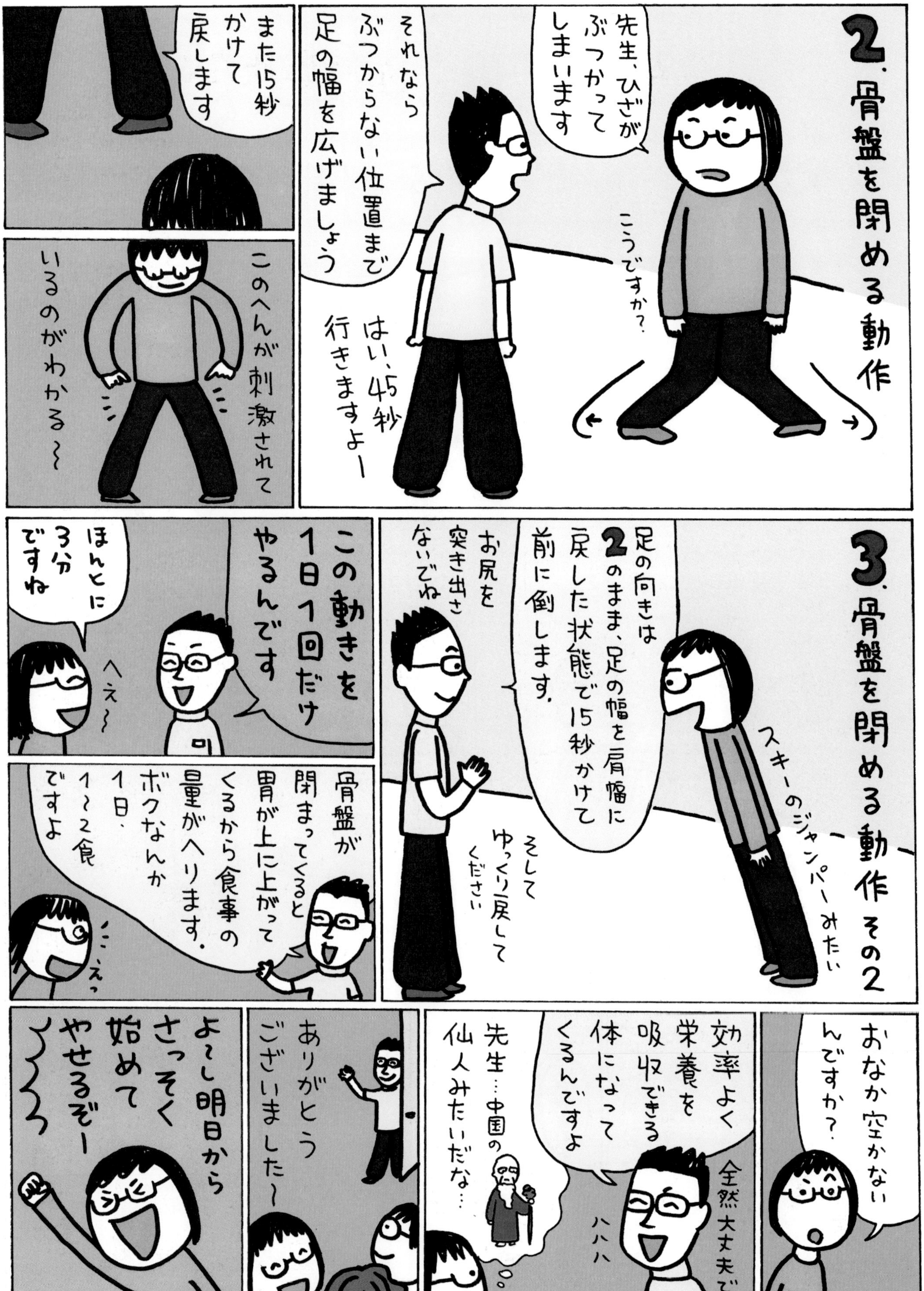

2. 骨盤を閉める動作
先生、ひざがぶつかってしまいます
こうですか？
それならぶつからない位置まで足の幅を広げましょう
はい、45秒行きますよー
また15秒かけて戻します
このへんが刺激されているのがわかる〜
3. 骨盤を閉める動作その2
足の向きは2のまま、足の幅を肩幅に戻した状態で15秒かけて前に倒します。
お尻を突き出さないでね
スキーのジャンパーみたい
そしてゆっくり戻してください
この動きを1日1回だけやるんです
ほんとに3分ですね
へぇ〜
骨盤が閉まってくると胃が上に上がってくるから食事の量がへります。ボクなんか1日、1〜2食ですよ
…えっ
おなか空かないんですか？
全然大丈夫です
ハハハ
効率よく栄養を吸収できる体になってくるんですよ
先生…中国の仙人みたいだな…
ありがとうございました〜
よーし明日からさっそく始めてやせるぞー

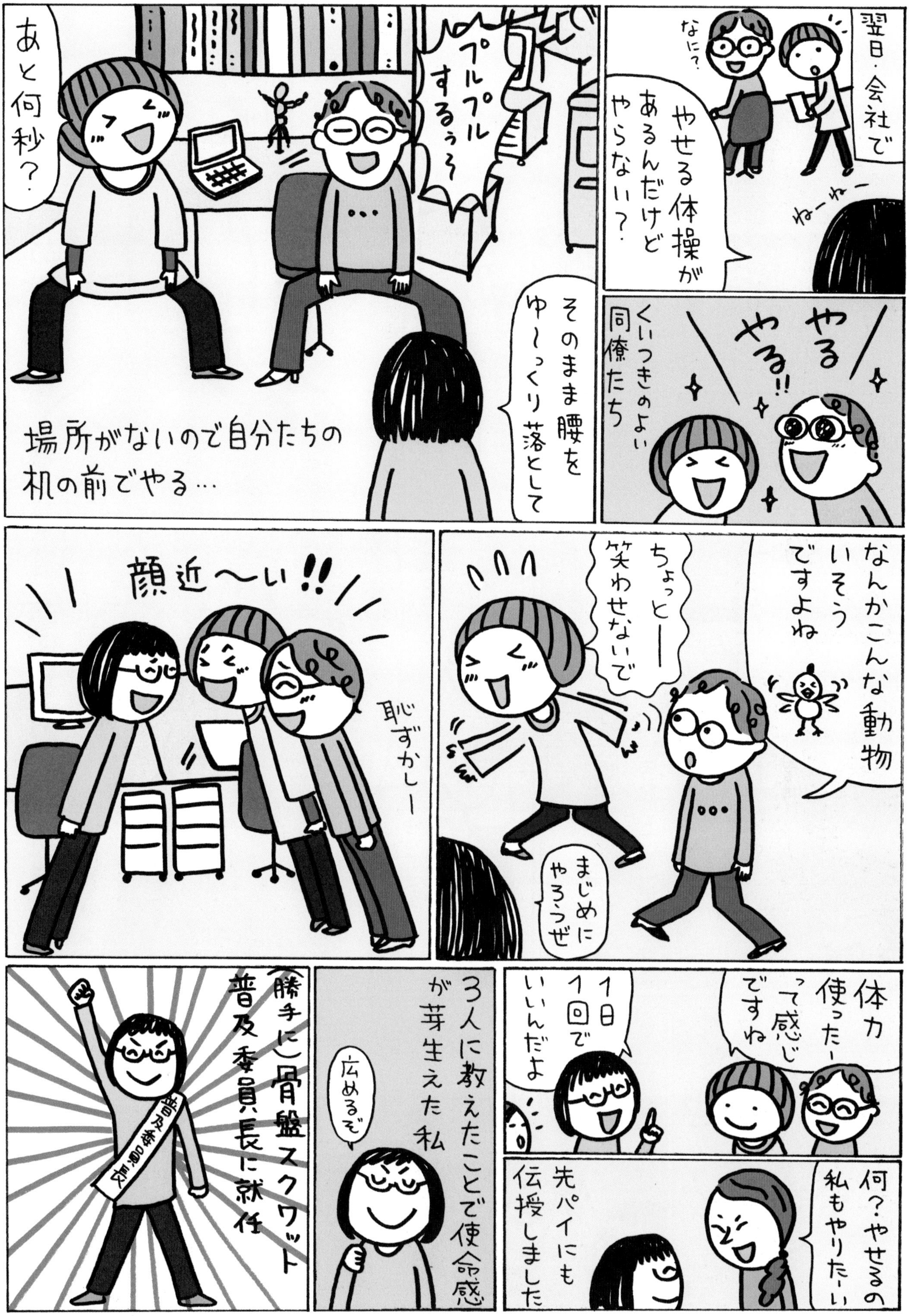

翌日・会社で
なに？
やせる体操があるんだけどやらない？
ねーねー
やるやる!!
くいつきのよい同僚たち
そのまま腰をゆ〜っくり落として
プルプルするぅ〜
あと何秒？
場所がないので自分たちの机の前でやる…
なんかこんな動物いそうですよね
ちょっと〜笑わせないで
まじめにやろうぜ
顔近〜い!!
恥ずかしー
体力使ったーって感じですね
1日1回でいいんだよ
何？やせるの私もやりたーい
先パイにも伝授しました
3人に教えたことで使命感が芽生えた私
広めるぞ
勝手に骨盤スクワット普及委員長に就任
普及委員長

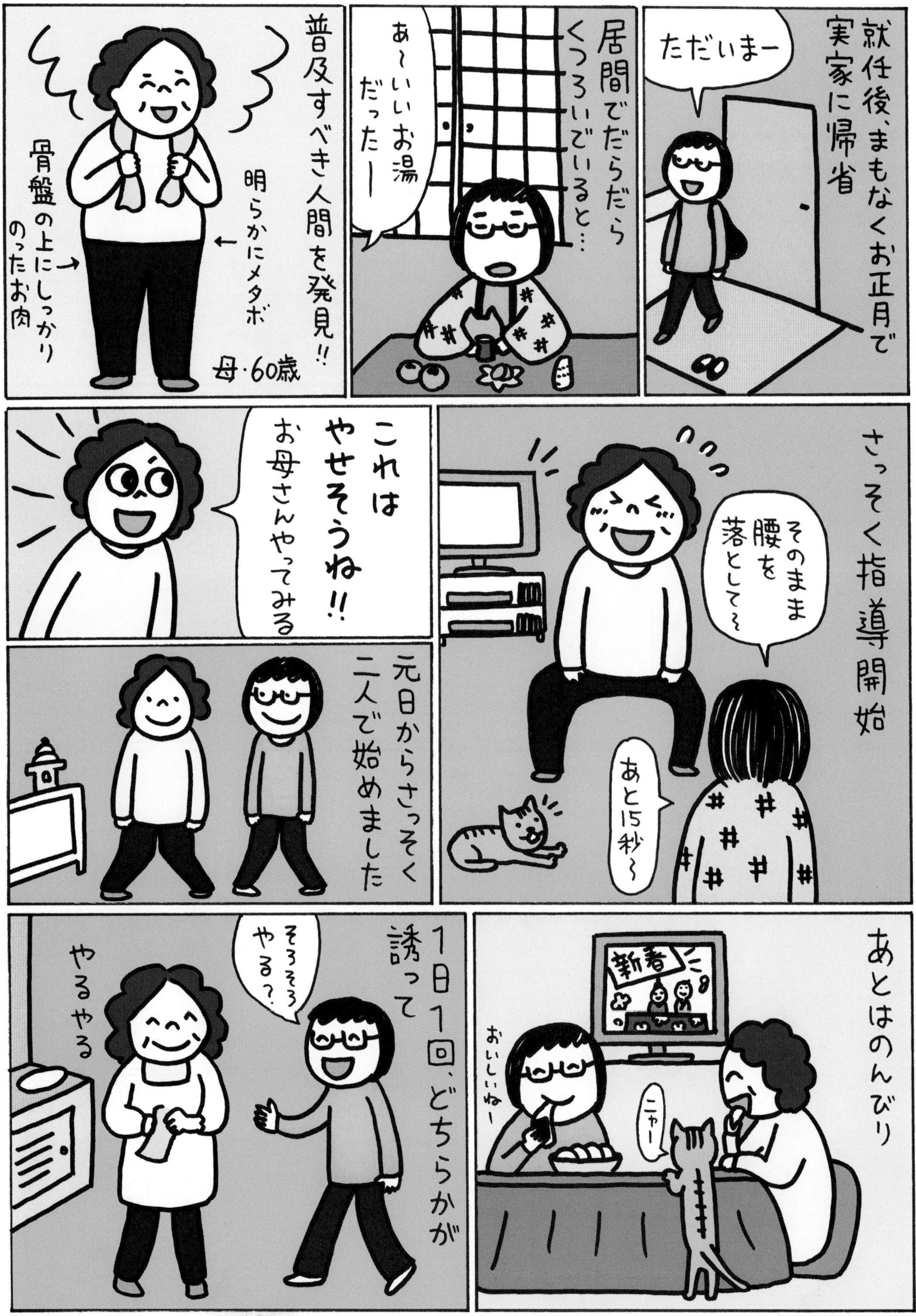
就任後、まもなくお正月で実家に帰省
ただいまー
居間でだらだらくつろいでいると…
あ～いいお湯だったー
普及すべき人間を発見!!
明らかにメタボ
骨盤の上にしっかりのったお肉
母・60歳
さっそく指導開始
そのまま腰を落として～
あと15秒～
これはやせそうね!!
お母さんやってみる
元日からさっそく二人で始めました
あとはのんびり
新春
おいしいねー
ニャー
1日1回、どちらかが誘って
そろそろやる?
やるやる

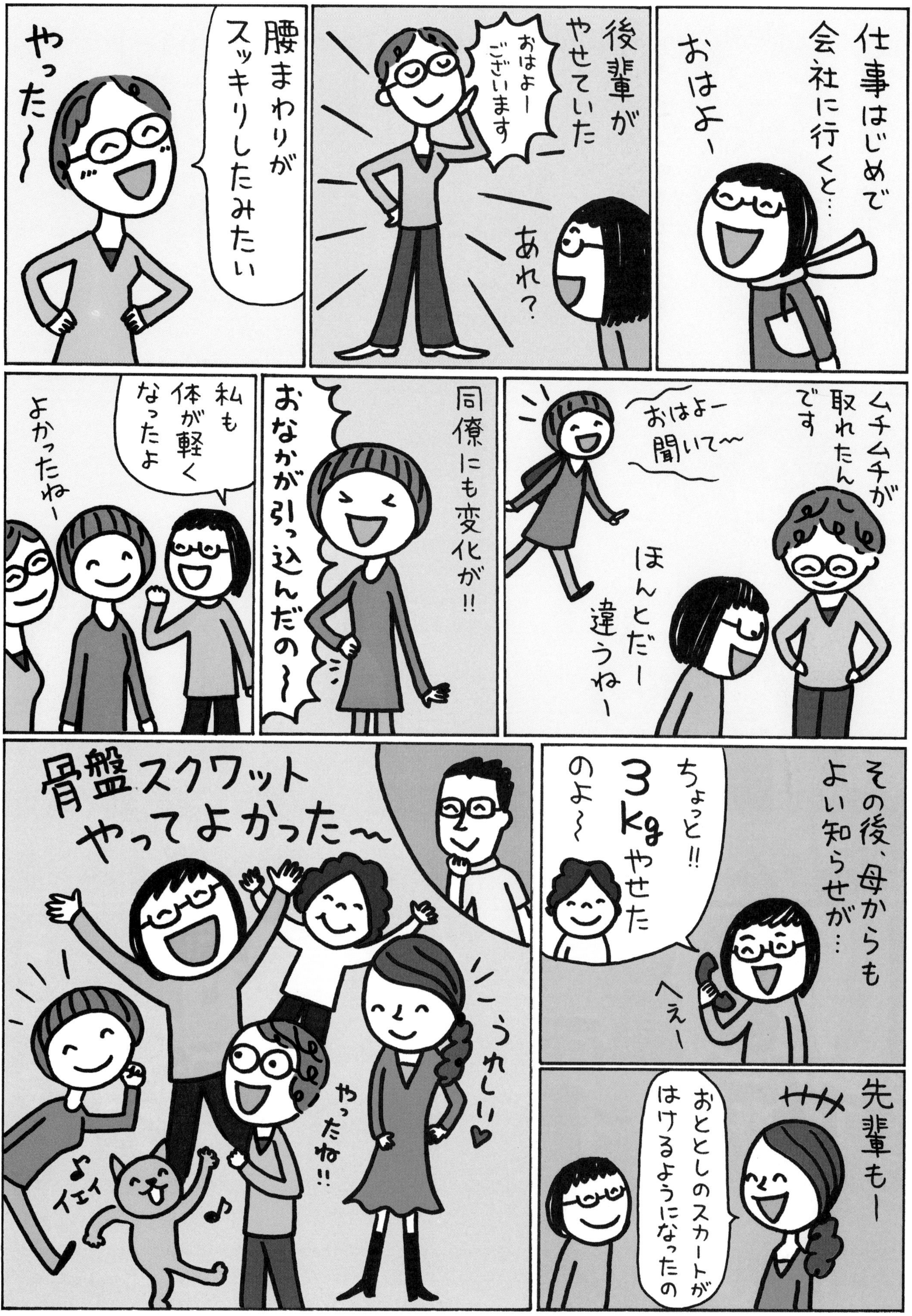

仕事はじめで会社に行くと…
おはよー
後輩がやせていた
おはよーございます
あれ？
腰まわりがスッキリしたみたい
やった〜
ムチムチが取れたんです
おはよー聞いて〜
ほんとだー違うね〜
同僚にも変化が!!
おなかが引っ込んだの〜
私も体が軽くなったよ
よかったね〜
その後、母からもよい知らせが…
ちょっと!! 3kgやせたのよ〜
へえ〜
先輩もー
おととしのスカートがはけるようになったの
骨盤スクワットやってよかった〜
うれしい
やったね!!
イェイ

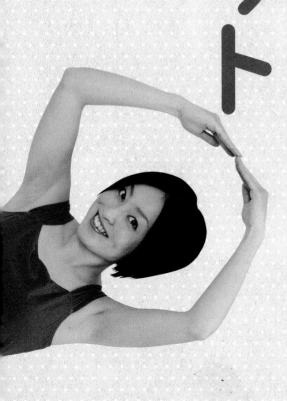

開いた骨盤を閉めてやせる!

骨盤スクワットやり方図解

●日暮里身体均整院院長 小倉《おぐら》 誠《まこと》

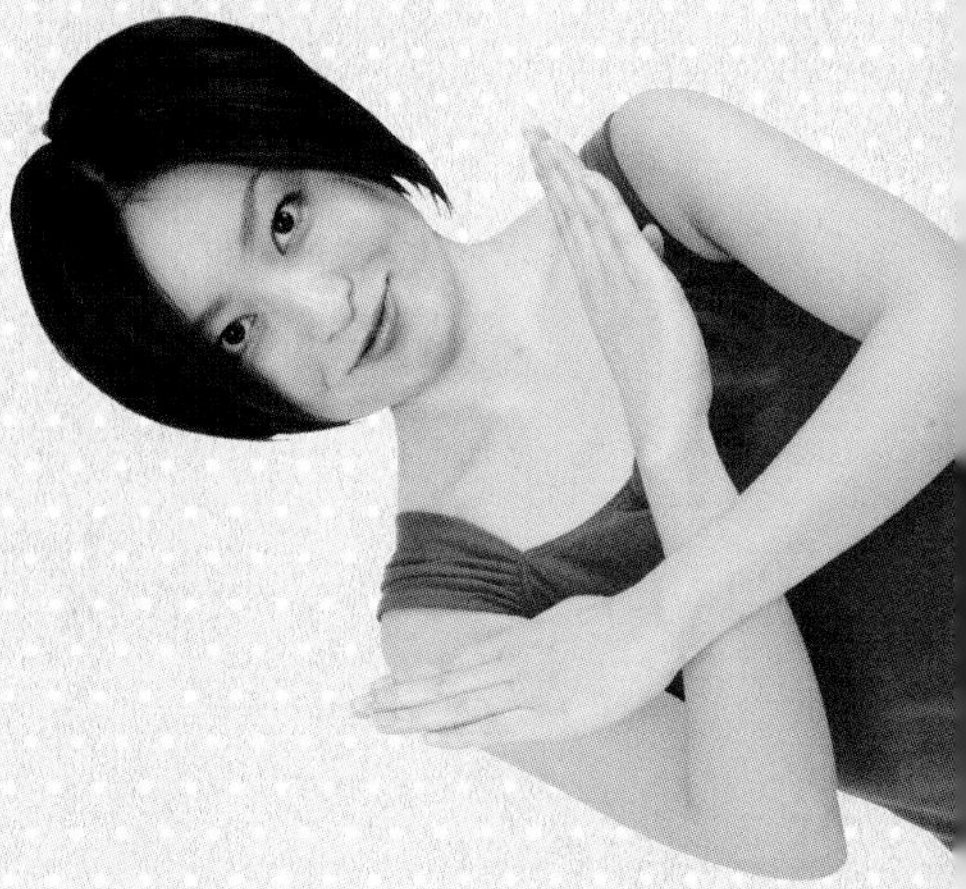

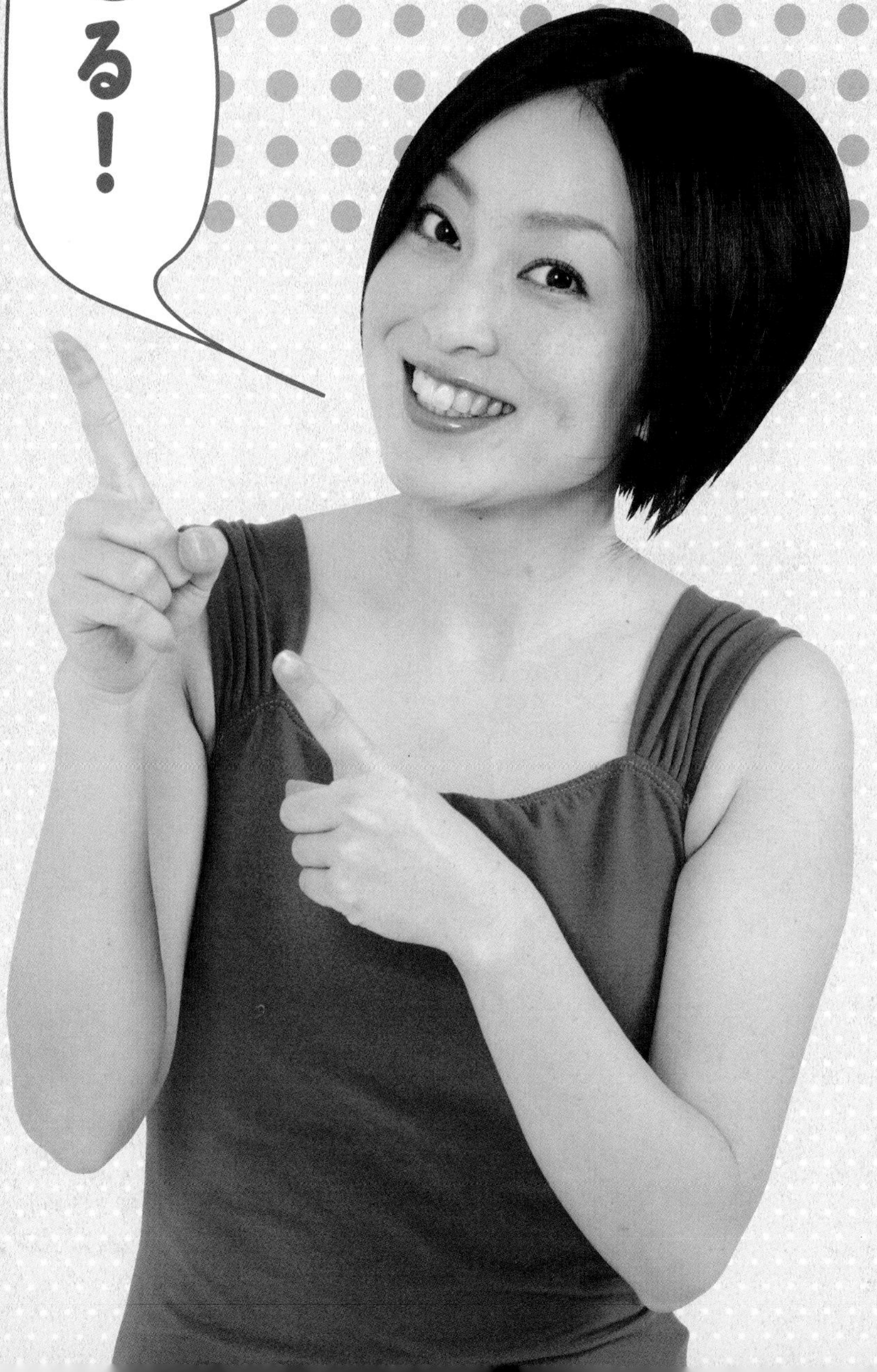

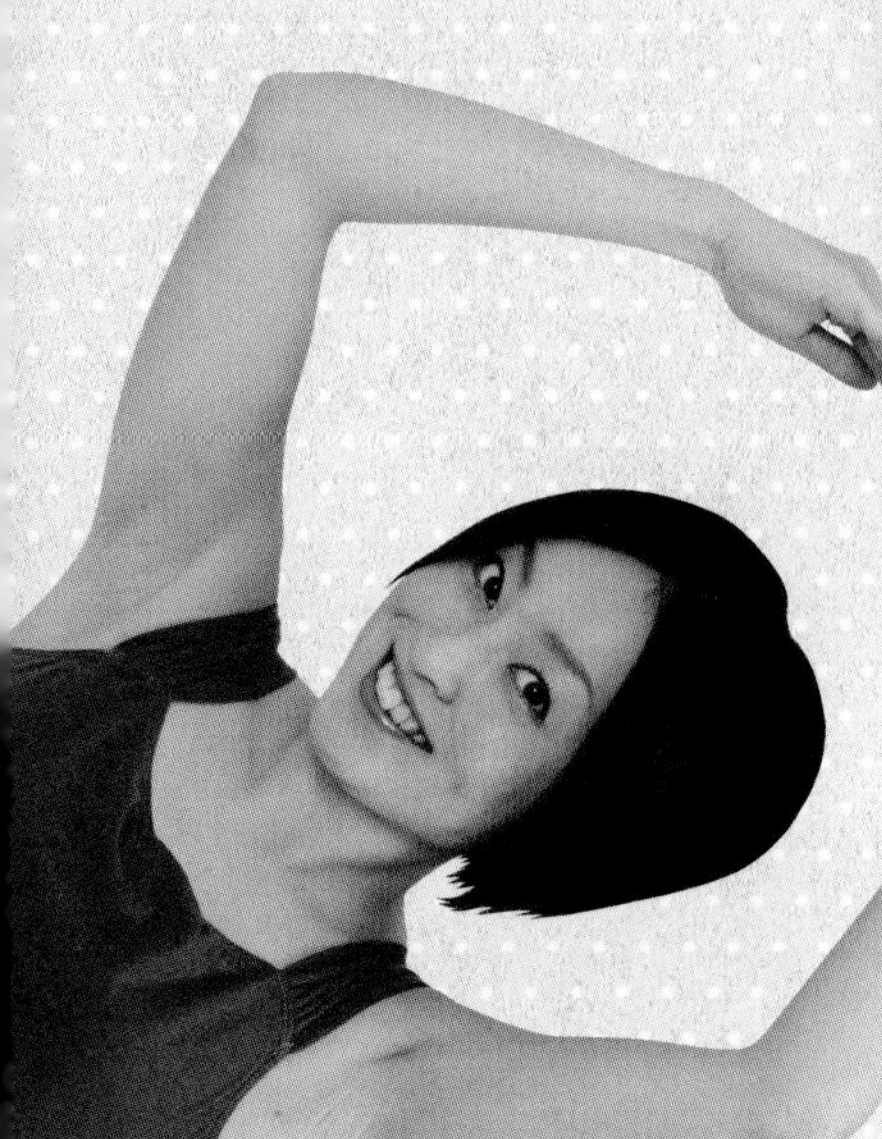

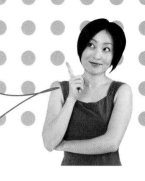

開いた骨盤・閉まった骨盤って?

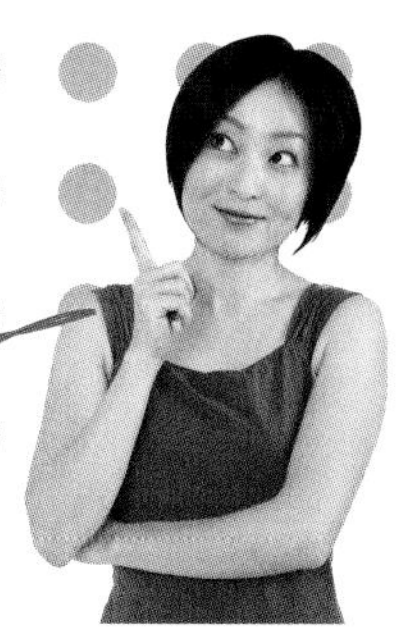

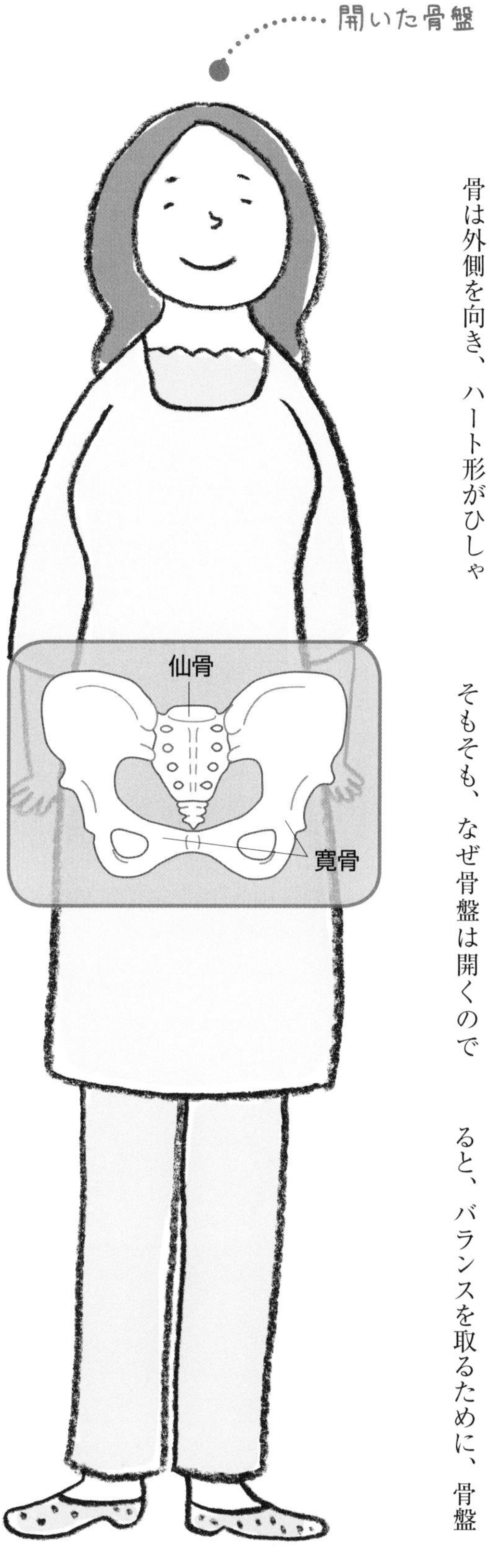

開いた骨盤の上には脂肪がつきやすい

「骨盤スクワット」は、開いた骨盤を自分の力で閉め直す体操です。こういうと、「骨盤が開くって、どういうこと?」と、疑問を抱く方も多いでしょう。

骨盤は、一つの仙骨《せんこつ》と左右一対の寛骨《かんこつ》の、計三つの骨で成り立っています(左図参照)。

骨盤が閉まった状態では、この三つの骨は正面から見たときにハート形を描いています。横から見ると、十分な厚みがあるのがわかります。お尻の形でいうと、キュッと上がった状態です。

一方、開いた骨盤では、左右の寛骨は外側を向き、ハート形がひしゃげて長方形に近い形になっています。横から見ると、厚みもありません。お尻は、横幅のある扁平な状態です。また、骨盤と接する大《だい》腿骨《たいこつ》も開くため、太ももは横にせり出しています。

開いた骨盤の問題点は、太りやすいということです。理由はわかりませんが、私の経験上、開いた骨盤の上には脂肪がつきやすいのです。逆に、骨盤が閉まると体が引き締まり、太りにくい体質に一変します。つまり骨盤の開閉は、ダイエット成功のカギを握っているのです。

骨盤が閉まるとボディラインも変わる

そもそも、なぜ骨盤は開くのでしょうか。

日本の女性の場合、もともと骨盤が開きぎみな人が多いようです。腰が横に張った「安産型」と呼ばれる人は、骨盤が開いている人です。また女性の場合、出産時に骨盤が大きく開きます。その後、元のように骨盤が閉まらない人も少なくありません。

ふだんから食事の量が多い人も、骨盤が開きがちです。食べたものの重みで内臓が下垂し、それに押し出される形で骨盤が開くのです。

また、食事の量が多い人は、胃も疲れがちです。胃が疲れた状態が続くと、背中の左側の筋肉が張ってきます。やがて、その筋肉に引っ張られる形で背骨が左へゆがみます。すると、バランスを取るために、骨盤

の左の寛骨が上がります。つまり、骨盤がより開きやすい状態になるのです。

骨盤スクワットで骨盤が閉まり始めると、「体のラインが変わった」という人が少なくありません。これは、開いた骨盤と閉まった骨盤との形の違いによる部分が大きいのです。

骨盤の形が、扁平な長方形から厚みのあるハート形に変われば、ヒップラインは当然上がります。骨盤が閉まれば、外側にせり出していた大腿骨も内側に入るため、太ももまわりも締まったように見えます。

次ページからご紹介する骨盤スクワットは、1日1回、わずか3分でできる、とても簡単な動作です。それでいて、開いた骨盤を閉めて、自然にやせ体質になります。みなさんも骨盤スクワットで、やせ体質をゲットしましょう！

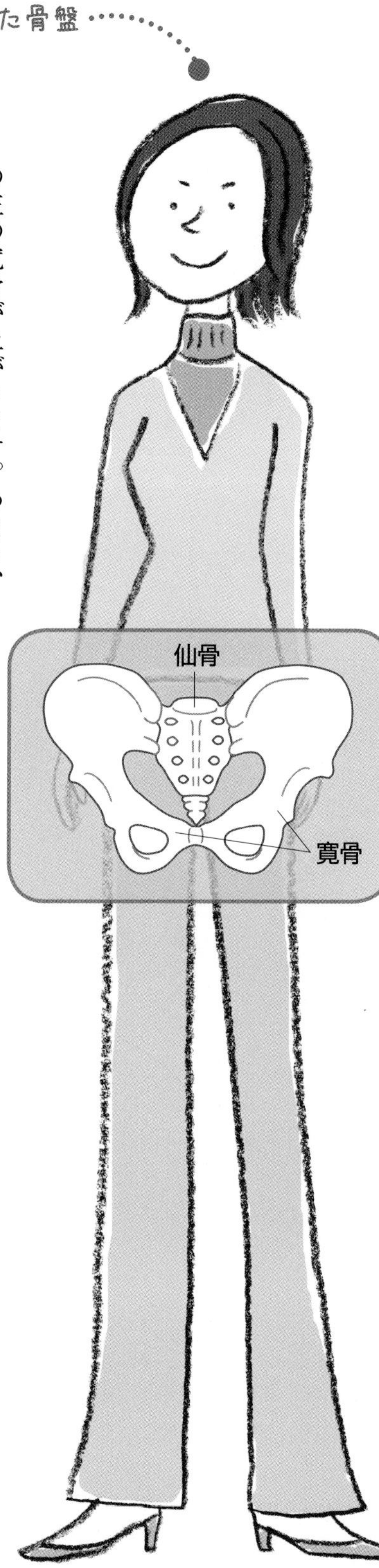

骨盤CHECK ☑

まず、自分の骨盤の開き具合をチェックしてみましょう。力を抜いてあおむけに寝た状態で、左右のかかとをつけて両足を伸ばしてください。

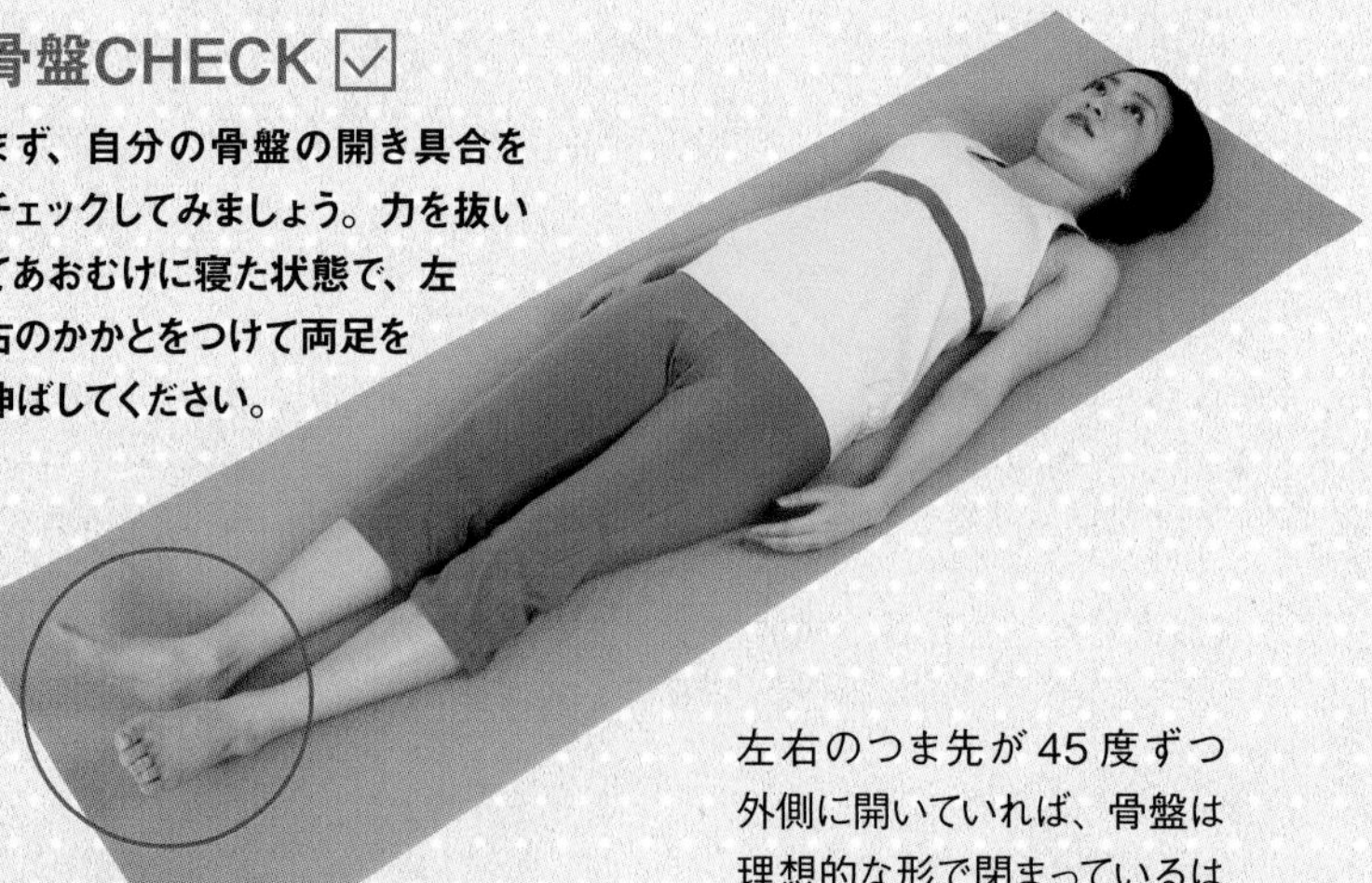

左右のつま先が45度ずつ外側に開いていれば、骨盤は理想的な形で閉まっているはずです。それ以上開いていたり、片側だけ大きく開いていたりする場合は、骨盤が開いていると考えられます。

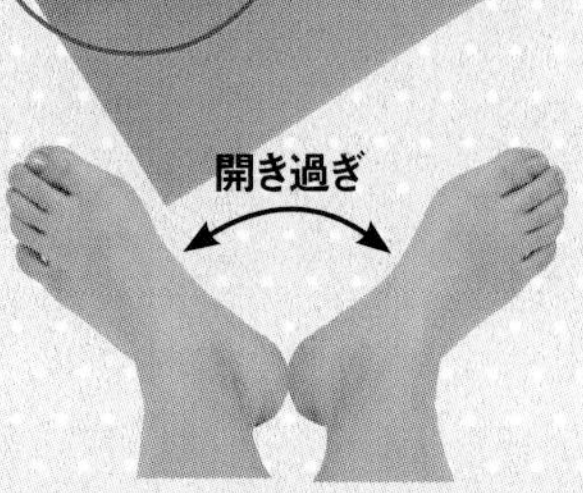

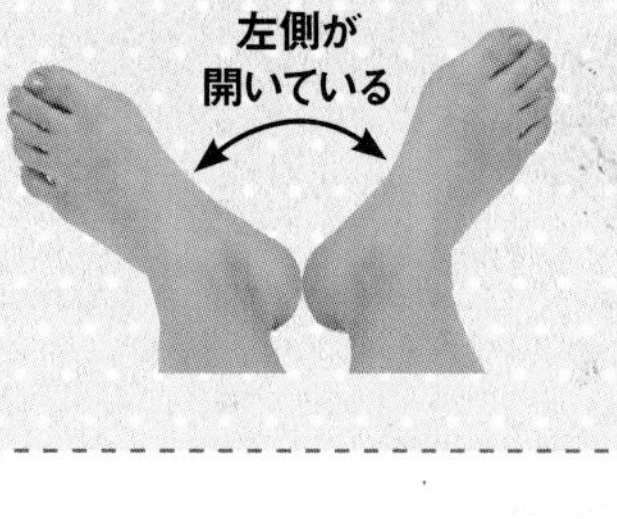

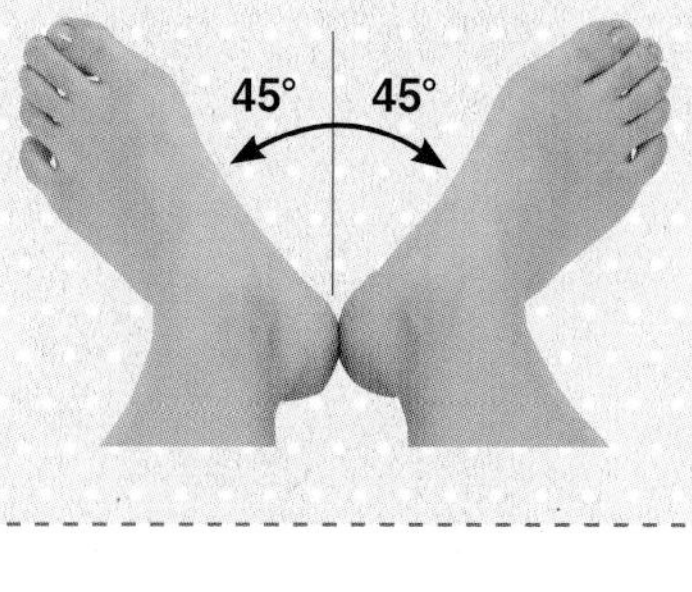

1

骨盤スクワットのやり方

骨盤スクワットは、開いた骨盤を閉めることで、おなかまわりを中心に全身を引き締め、太りにくい体質をつくります。

回数は、①〜③まで行うのを1回として、1日1回でOKです。好きな時間に行ってください。

ただし、①〜③の順番は必ず守ること。順番を誤ると、効果は期待できません。

1週間続けたら3日間休みます。体重が落ち始めたら（目安は2kg減）、いったん完全に休んでください。そのあと、体重が落ちなくなったら、再開します。

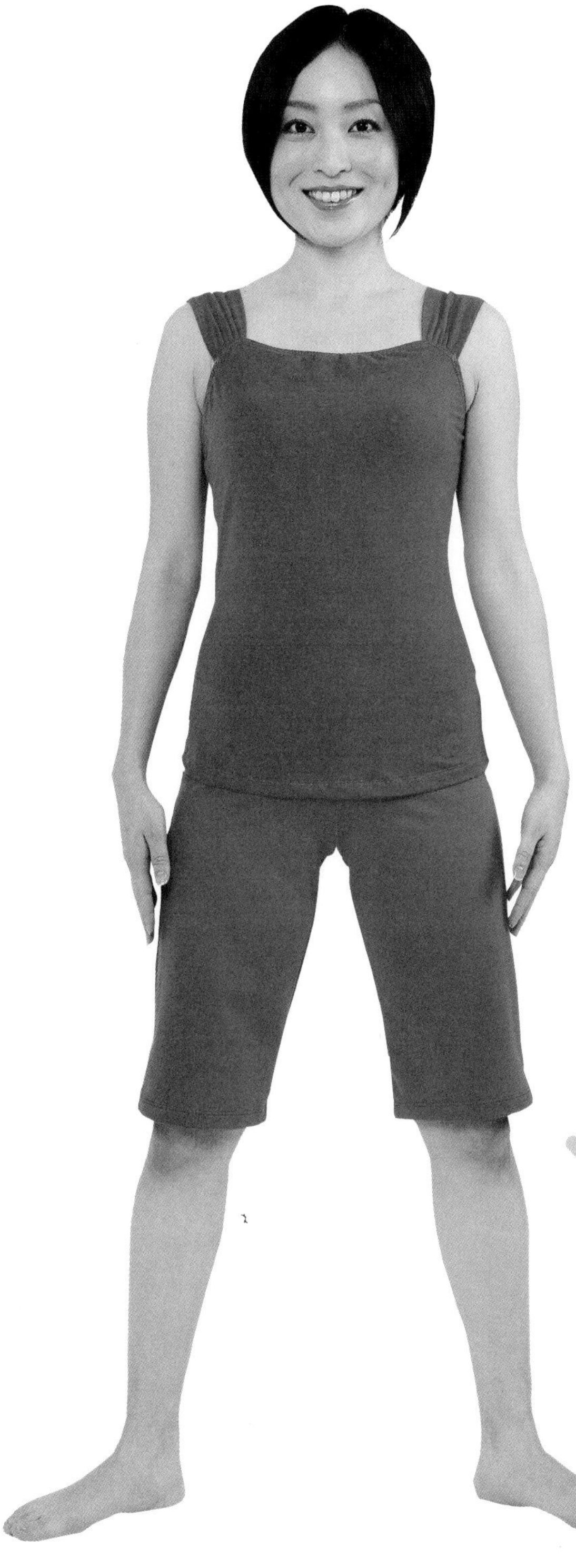

両足を肩幅に開いて立ち、つま先をできるだけ外側に向ける。

POINT
●手は力を抜いて体の側面へ。
●上体が前に倒れないように。
●ひざはつま先と同じ方向へ向ける。

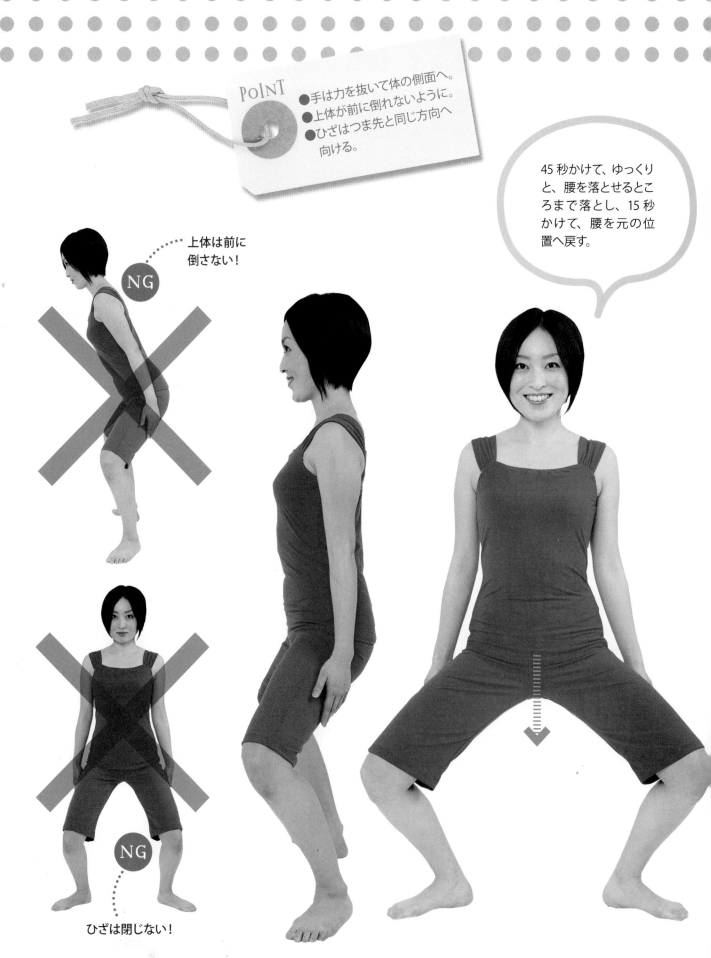

45秒かけて、ゆっくりと、腰を落とせるところまで落とし、15秒かけて、腰を元の位置へ戻す。

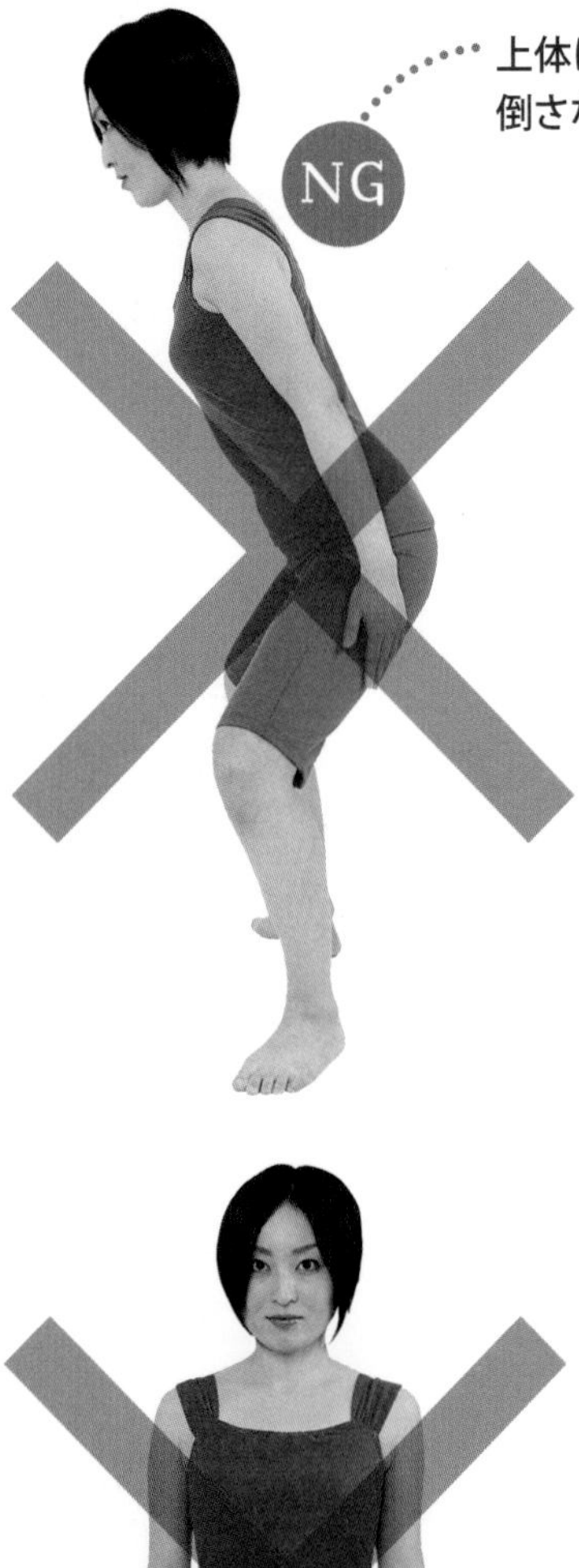

上体は前に倒さない！

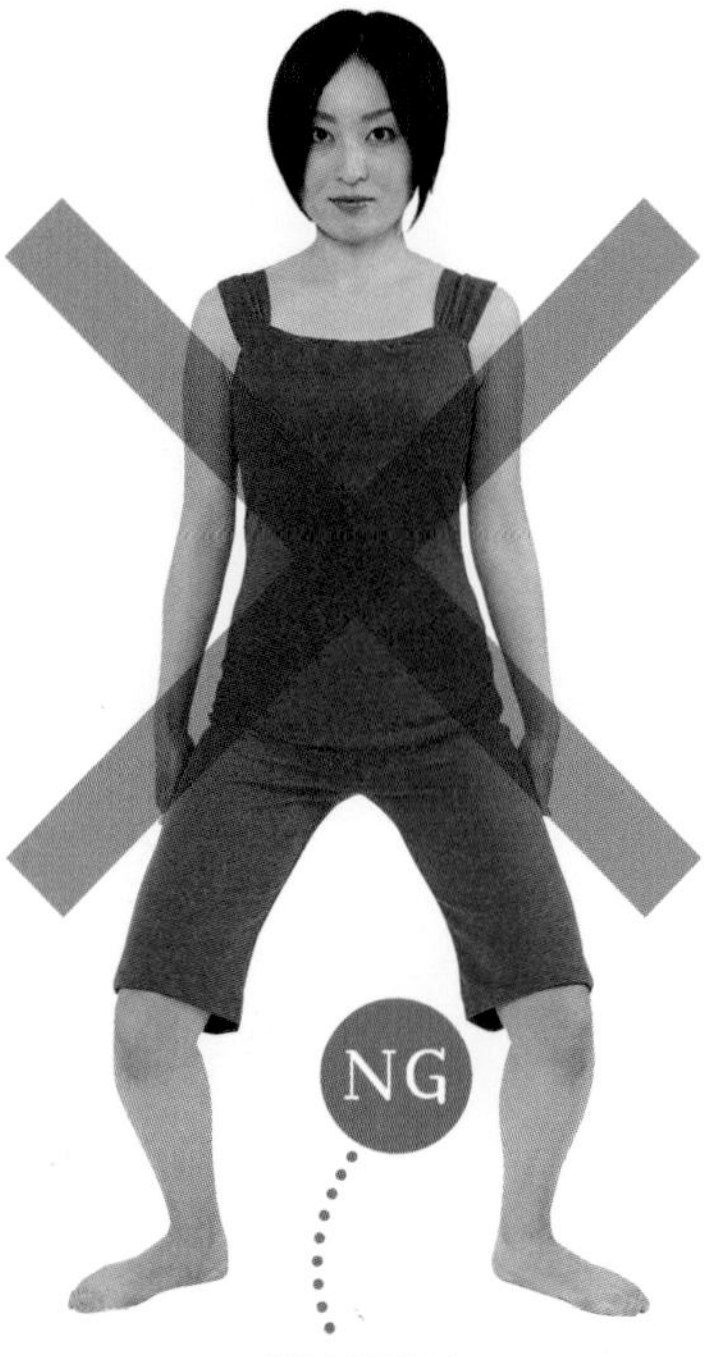

ひざは閉じない！

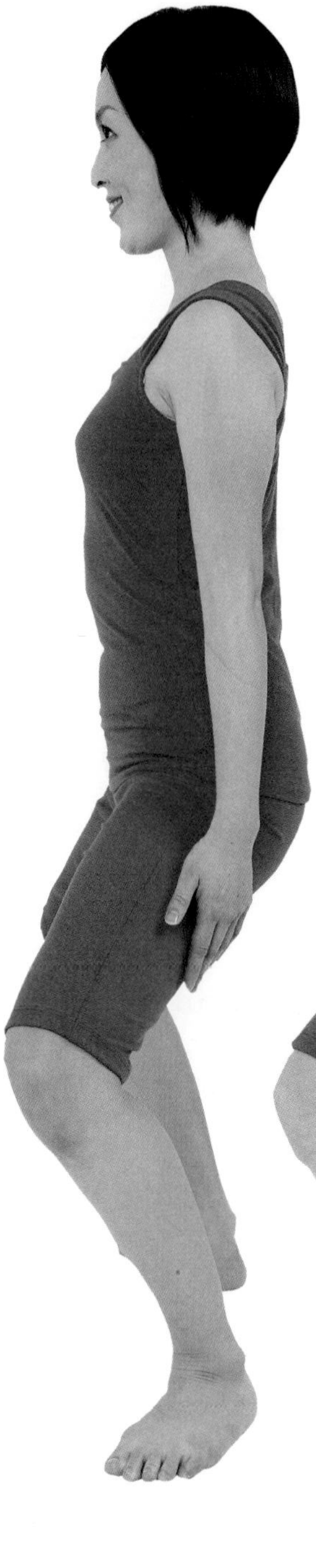

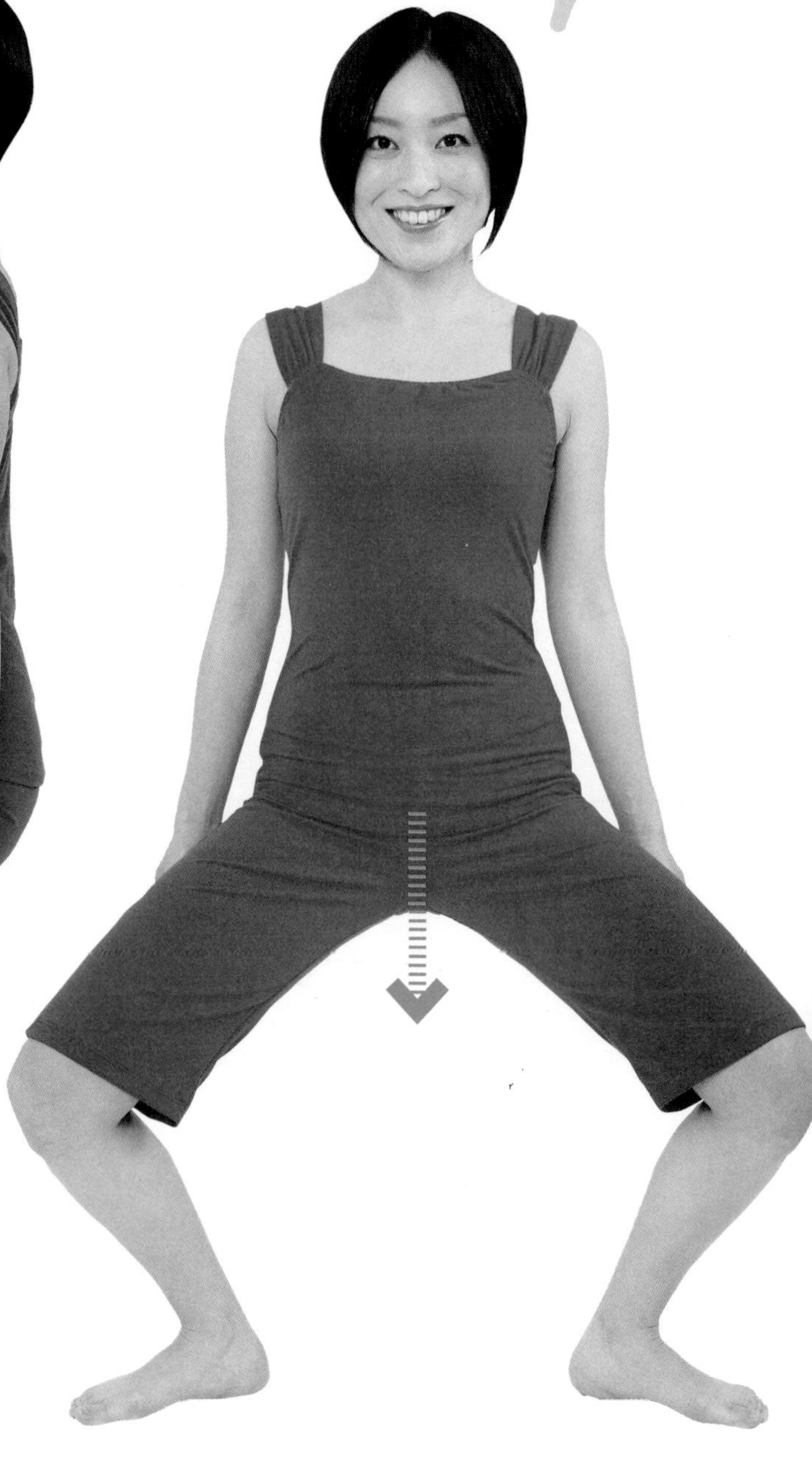

2

骨盤スクワットのやり方

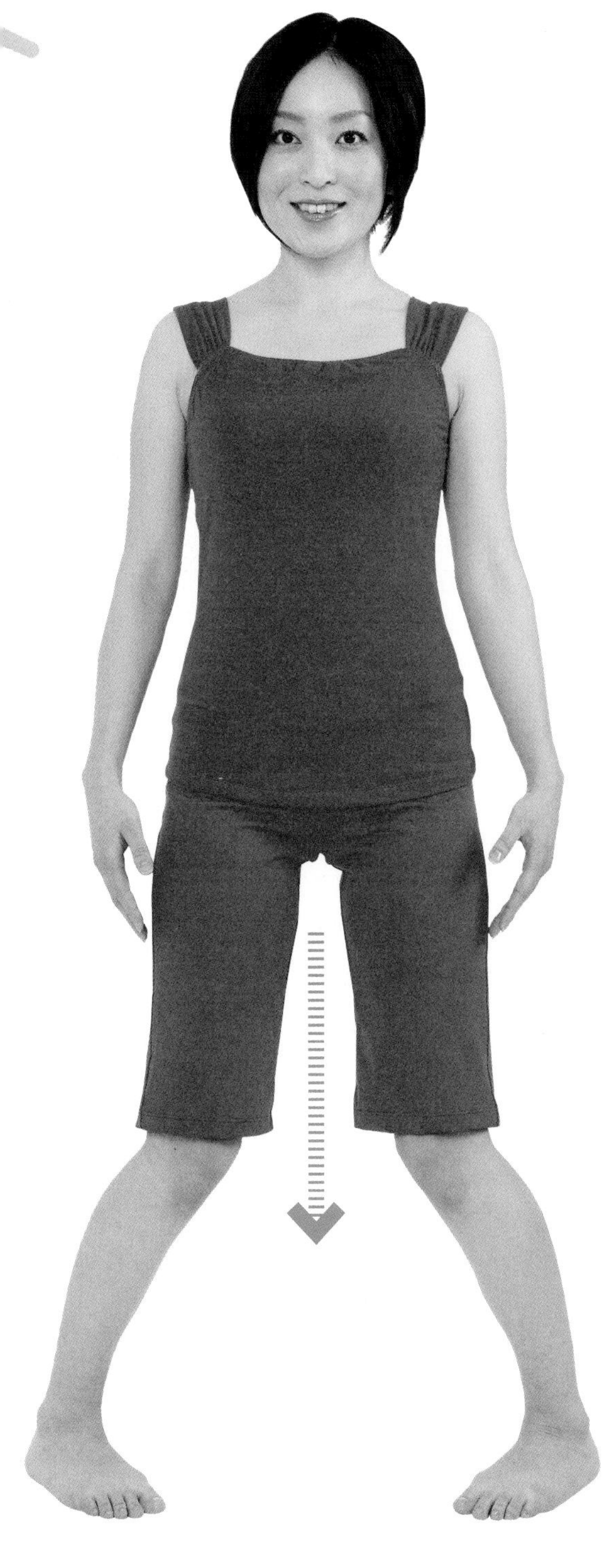

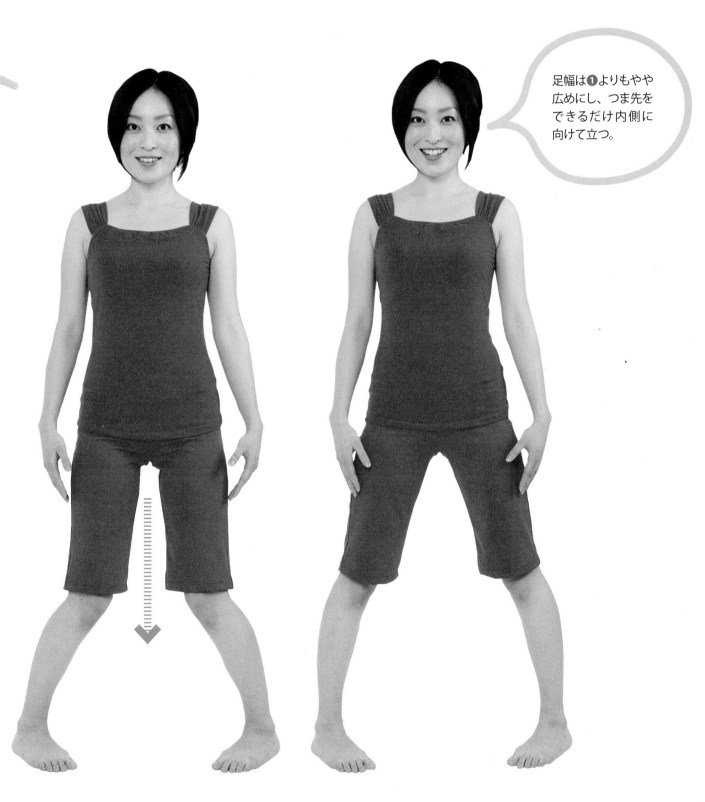

足幅は❶よりもやや広めにし、つま先をできるだけ内側に向けて立つ。

POINT

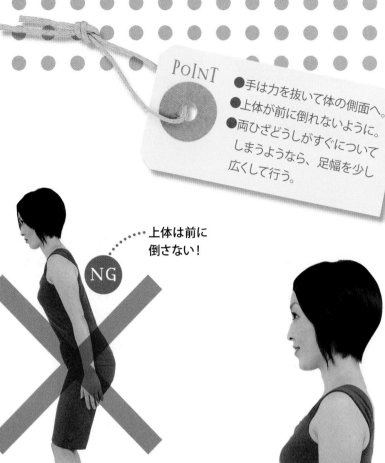

●手は力を抜いて体の側面へ。
●上体が前に倒れないように。
●両ひざどうしがすぐについてしまうようなら、足幅を少し広くして行う。

45 秒かけて、ゆっくりと、腰を落とせるところまで落とし、15 秒かけて、腰を元の位置へ戻す。

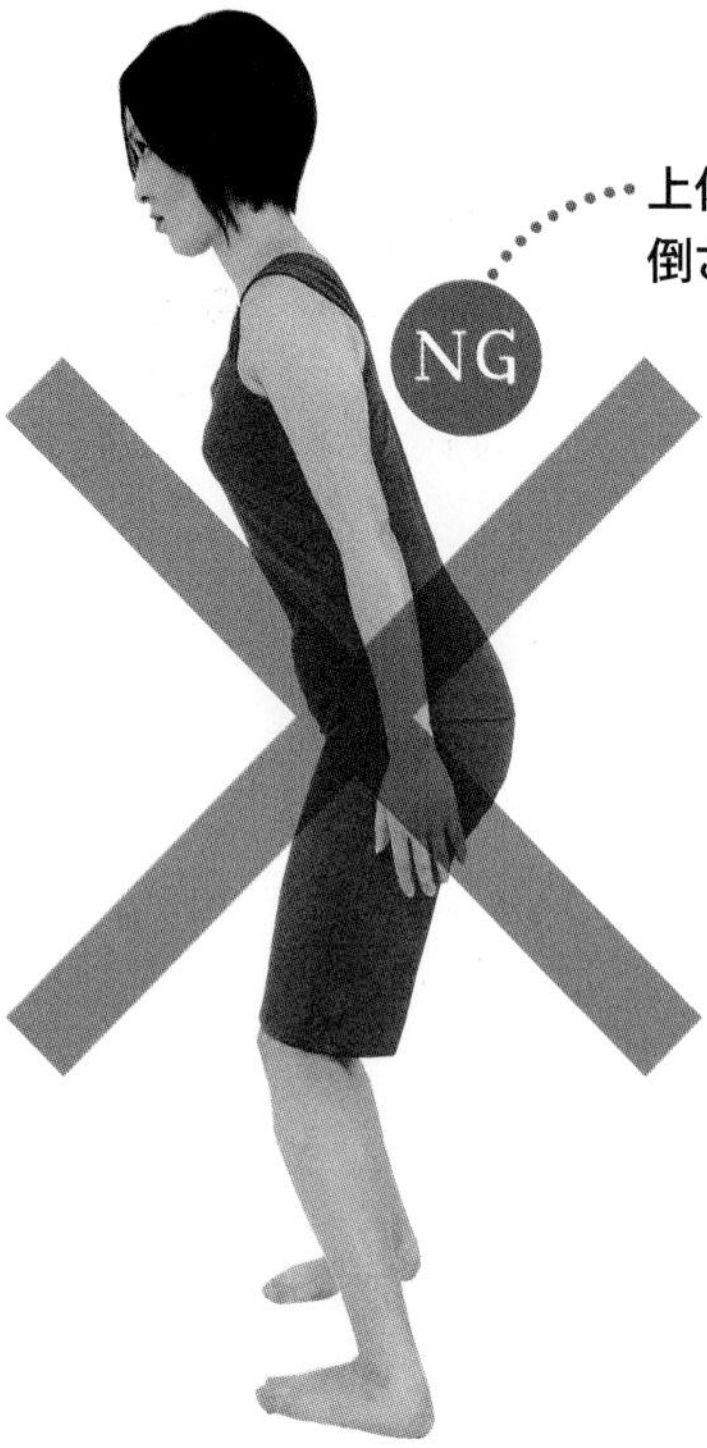

NG

上体は前に倒さない！

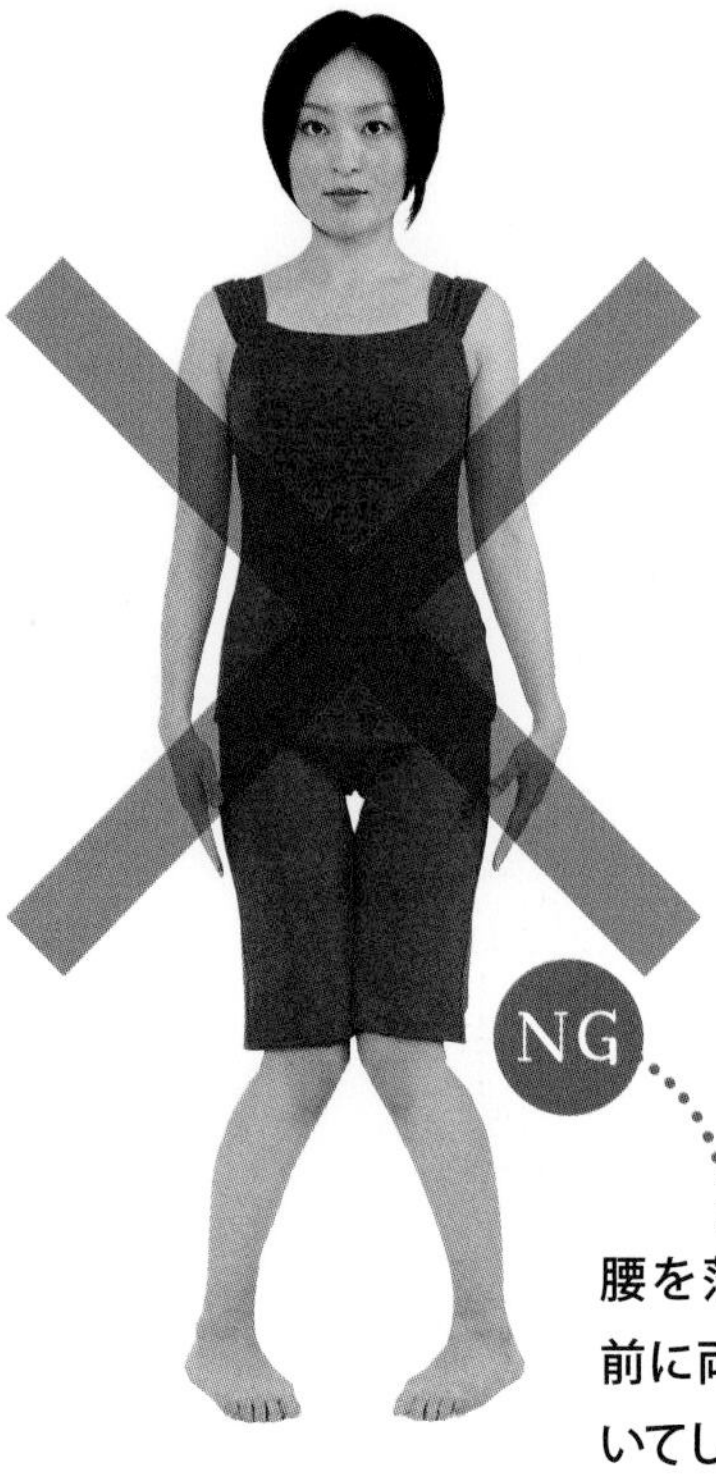

NG

腰を落としきる前に両ひざがついてしまう！

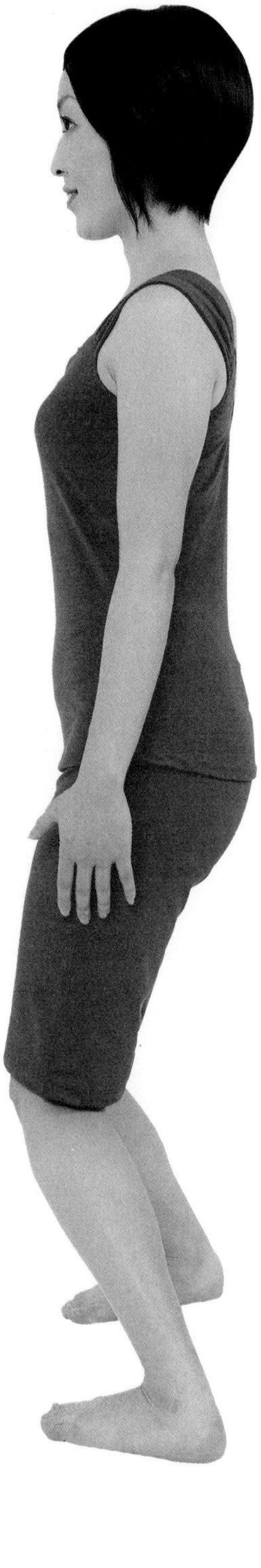

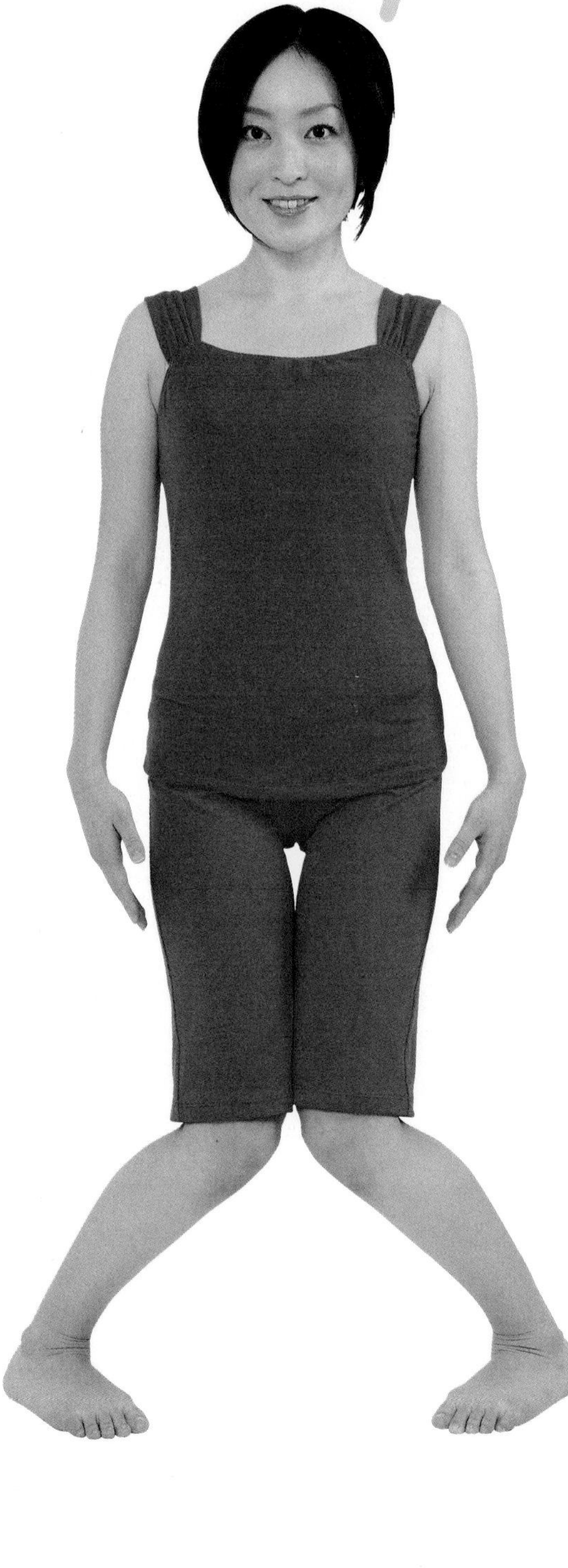

3 骨盤スクワットのやり方

❷と同様に、つま先は内側に向けたまま、足幅を❶と同様に肩幅に戻す。

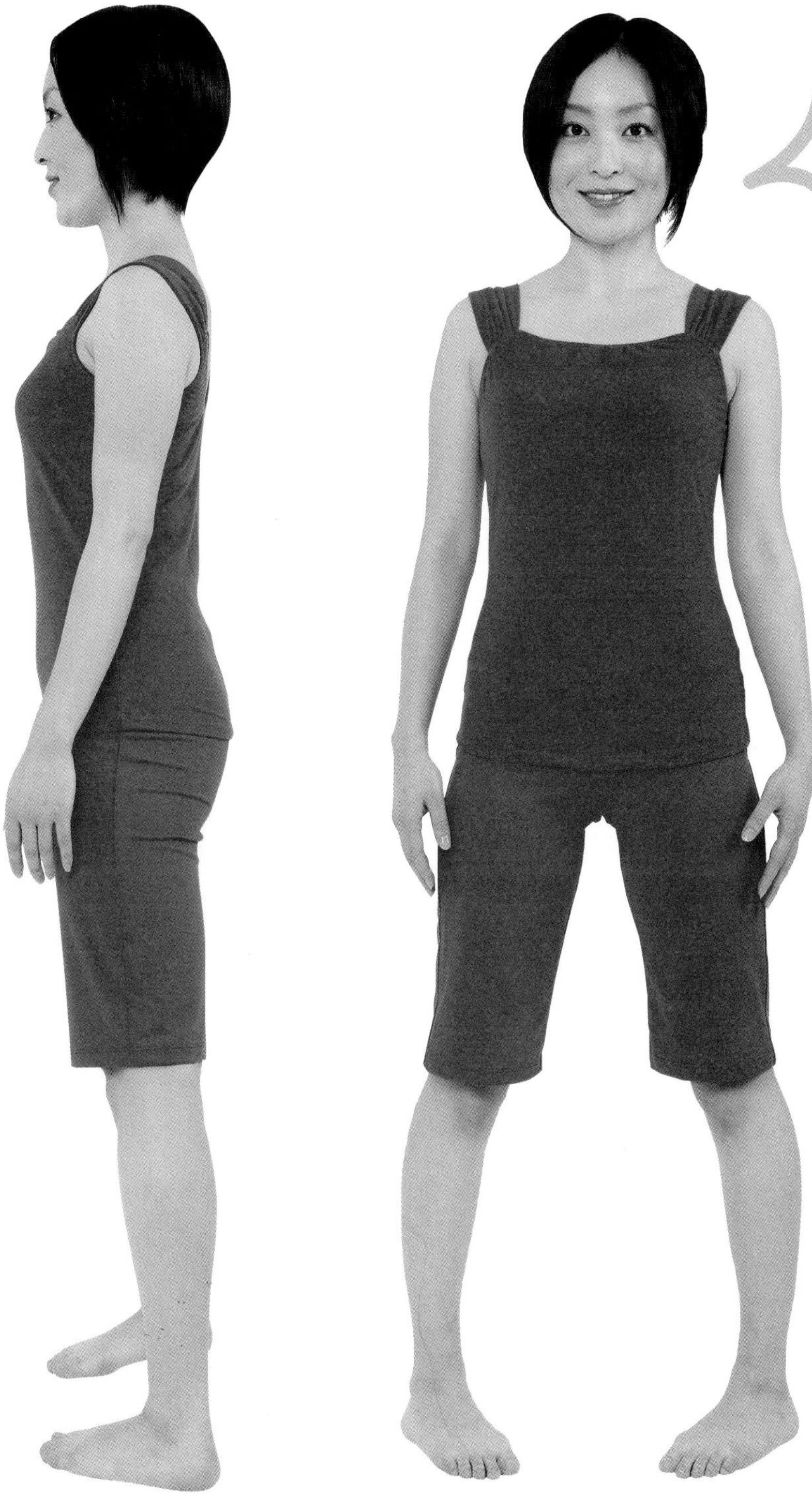

POINT

●背すじ、ひざは、まっすぐに伸ばす。
●前につんのめりそうになるのを、骨盤を閉めてふんばるようなイメージで行う。

15 秒かけて体を前に傾けていき、ゆっくりと、体を元に戻す。

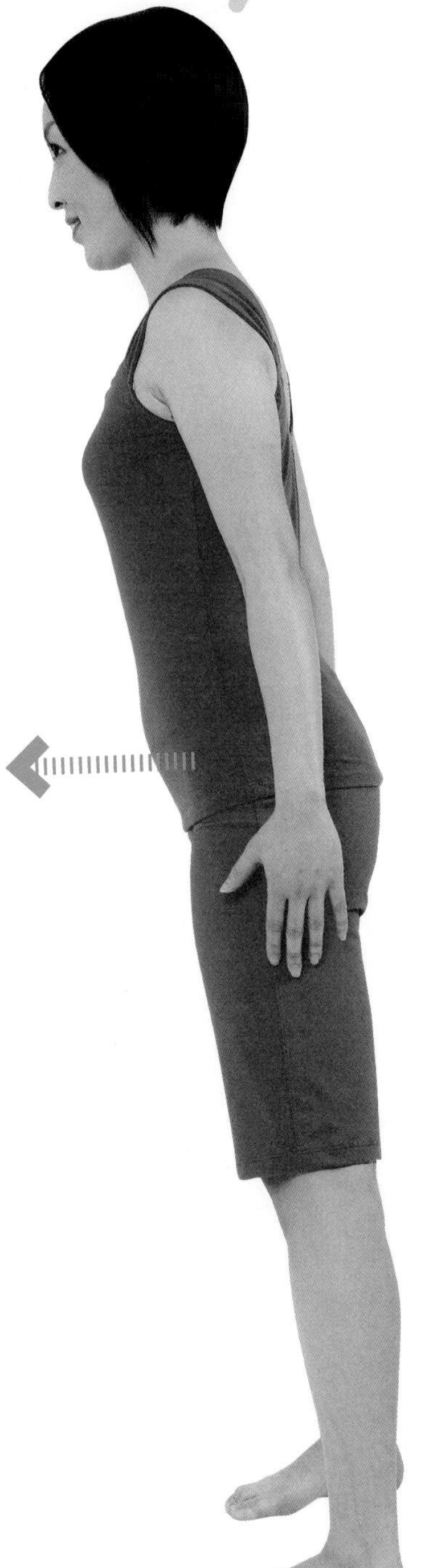

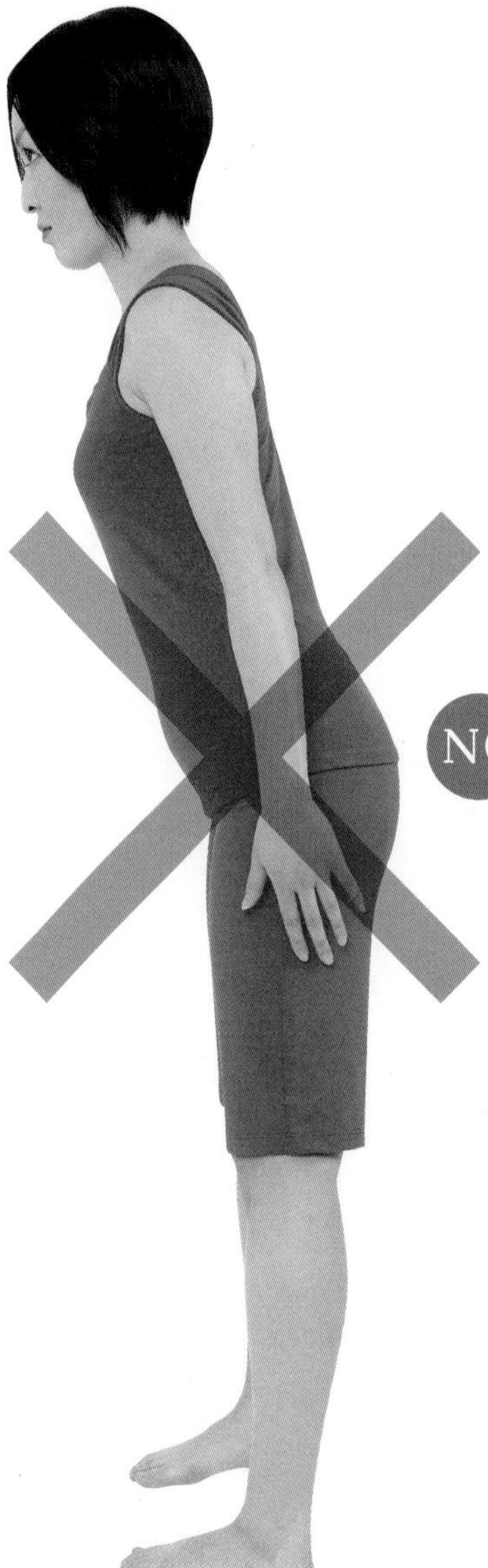

NG

お尻は突き出さない！

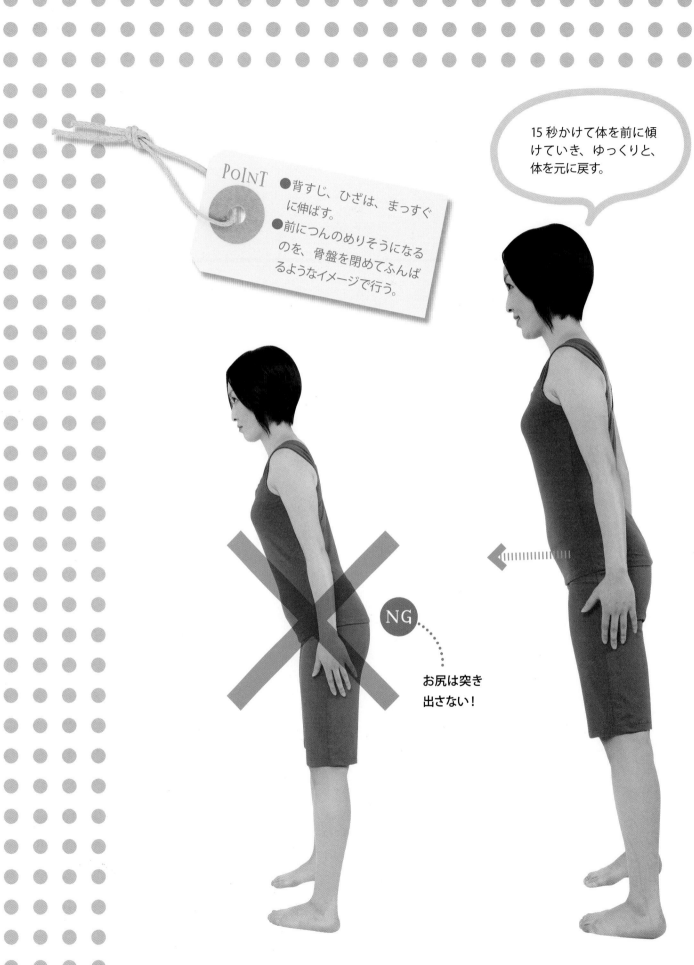

骨盤スクワット　応用編その1

内臓を持ち上げて骨盤を閉める!

骨盤が開く原因の一つに、内臓下垂があります。内臓が下がると、その重みで骨盤の左側にある腸骨が下に落ち込み、骨盤が少しずつ開いていくのです。

ここでご紹介する指圧は、内臓を正しい位置に戻す助けとなります。骨盤スクワットと並行して1日に1～2回、行いましょう。ただし、消化の妨げとなるため、食後は避けてください。食前に行えば、過食を抑えることもできます。

1

あおむけに寝て両足を肩幅程度に開く。右手の親指と小指を除いた3本の指で恥骨の右側を押さえる。

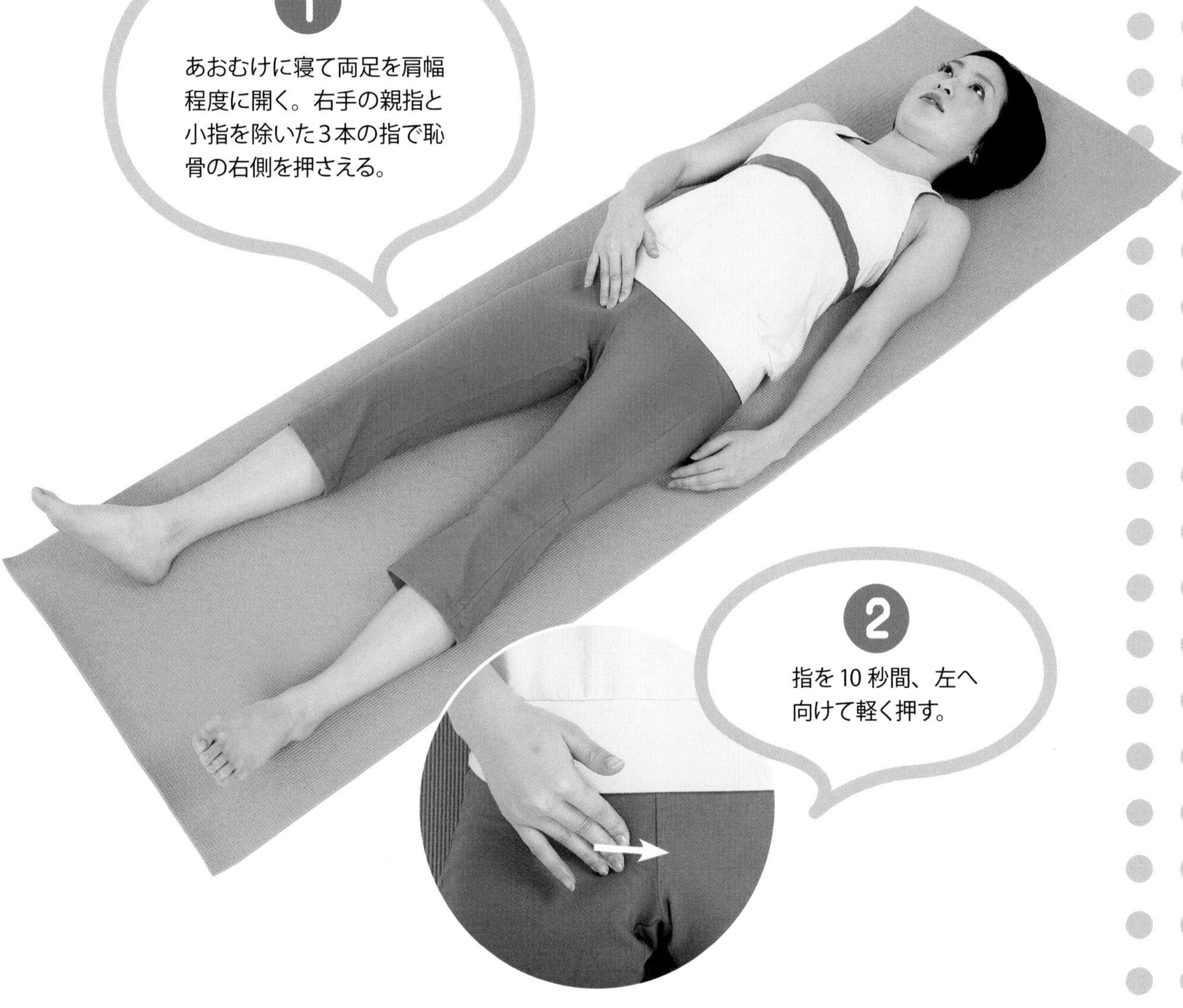

2

指を10秒間、左へ向けて軽く押す。

POINT

●①で指を当てる位置は、軽く押したときにピリッとした痛みを感じる部分。
●④で指を当てる位置は、肋骨の下の軟らかい部分。
●①②で左の腸骨を、③④で内臓の位置を正す。

③

両手を組んで下腹部に軽く押し当て、下から上へ 30 秒間、持ち上げる。

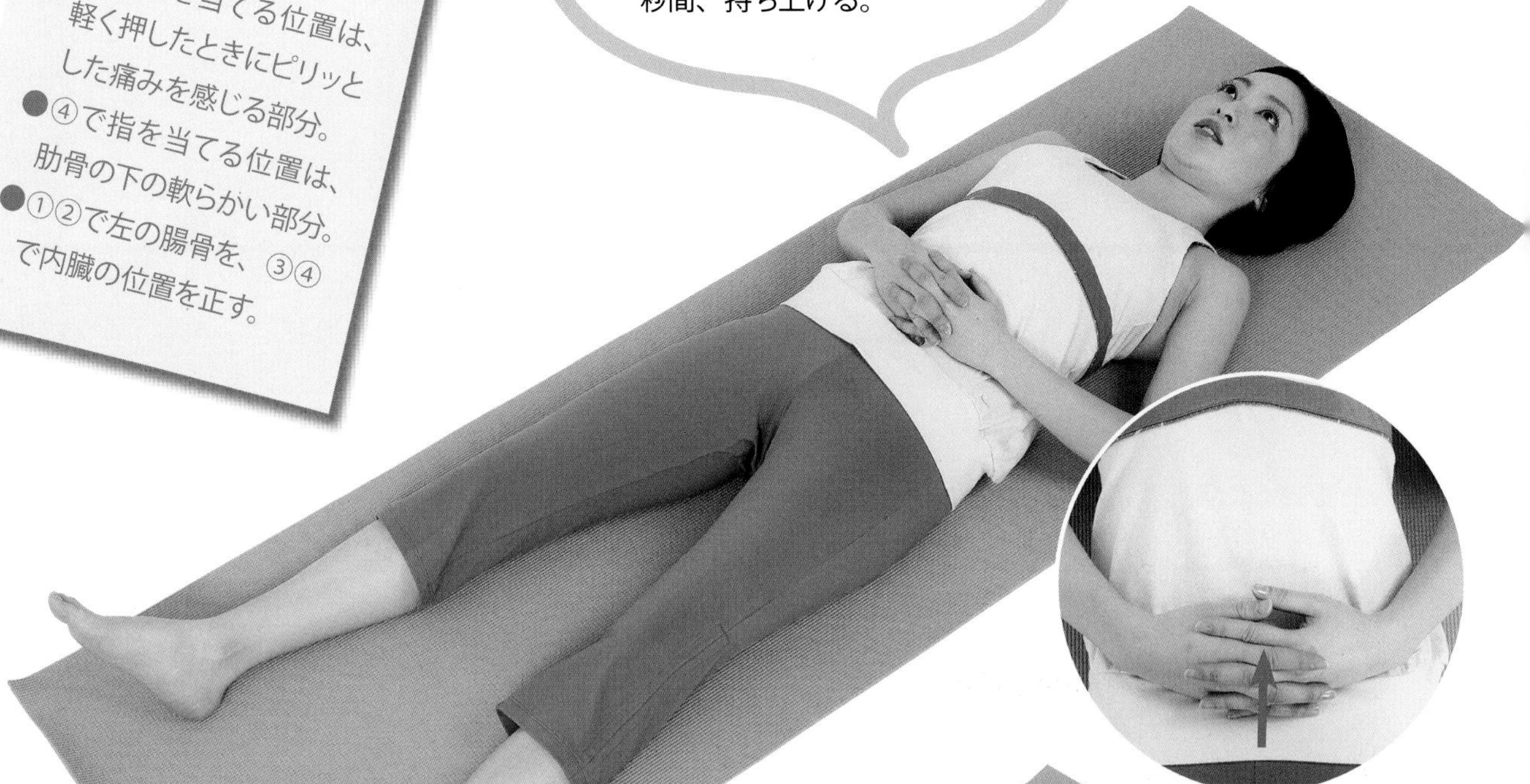

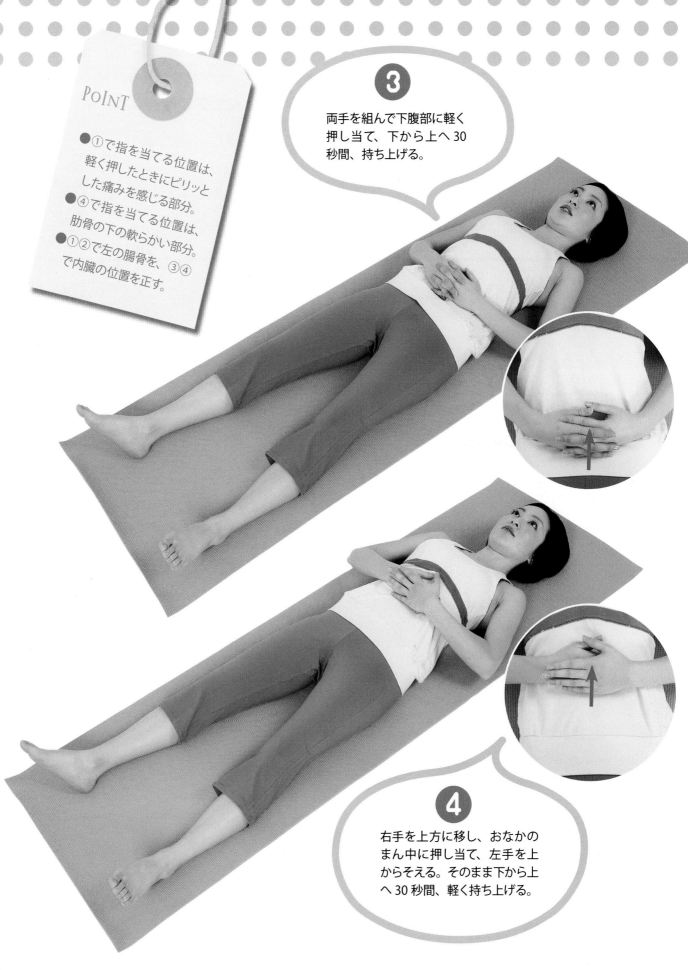

④

右手を上方に移し、おなかのまん中に押し当て、左手を上からそえる。そのまま下から上へ 30 秒間、軽く持ち上げる。

POINT

●指を当てる位置は、軽く押したときにピリッとした痛みを感じる部分より、やや内側。指先は斜め下に向ける。
●押すときは、指を斜め下に寄せながら押し込むようなイメージで。

骨盤スクワット　応用編その2

恥骨を押して骨盤を閉める！

指圧をする場所は、骨盤の前面にある恥骨。正しい角度で内側に押し込めば、骨盤が閉まりやすくなります。

骨盤スクワットと並行して1日に2～3回、好きな時間に行ってください。

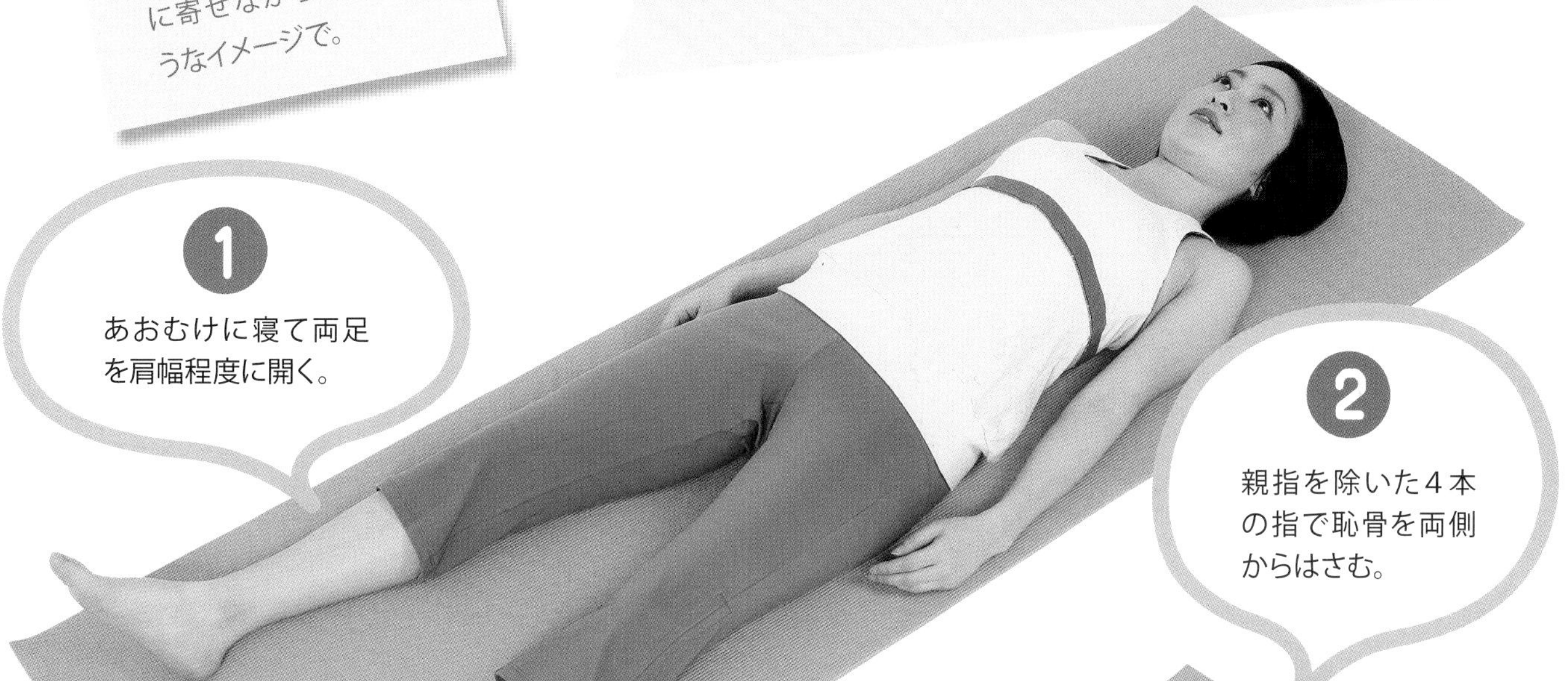

1
あおむけに寝て両足を肩幅程度に開く。

2
親指を除いた４本の指で恥骨を両側からはさむ。

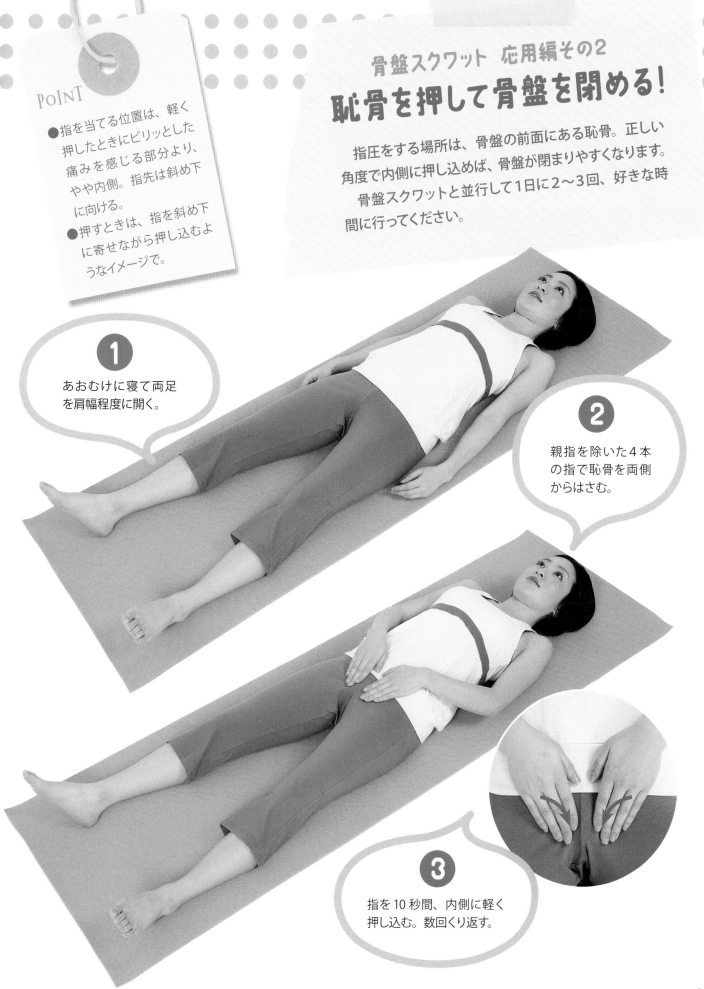

3
指を 10 秒間、内側に軽く押し込む。数回くり返す。

THE VOICE

大学教授も医師も効果を絶賛!

やせ体質に一変する
骨盤スクワット

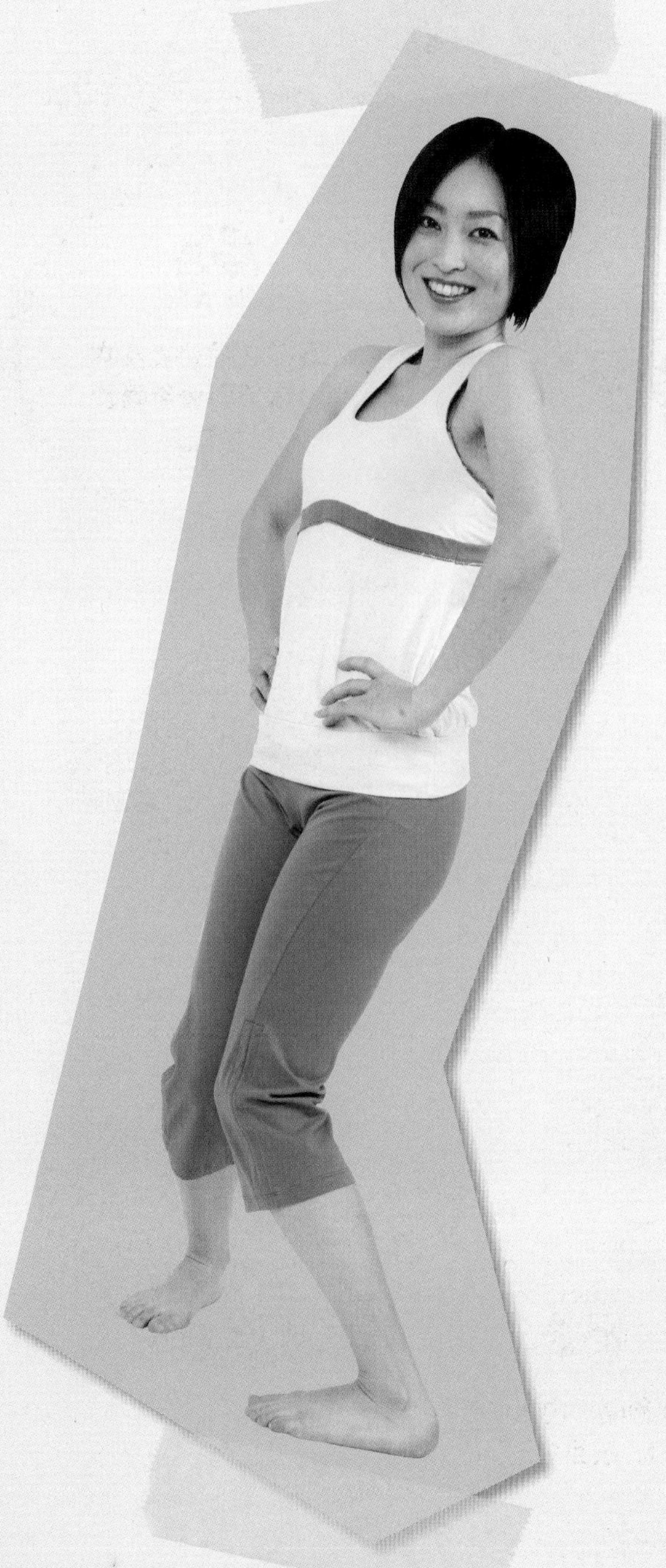

1日1回3分でOK! 骨盤を閉めてやせ体質に一変させる骨盤スクワット

日暮里身体均整院院長
小倉《おぐら》　誠《まこと》

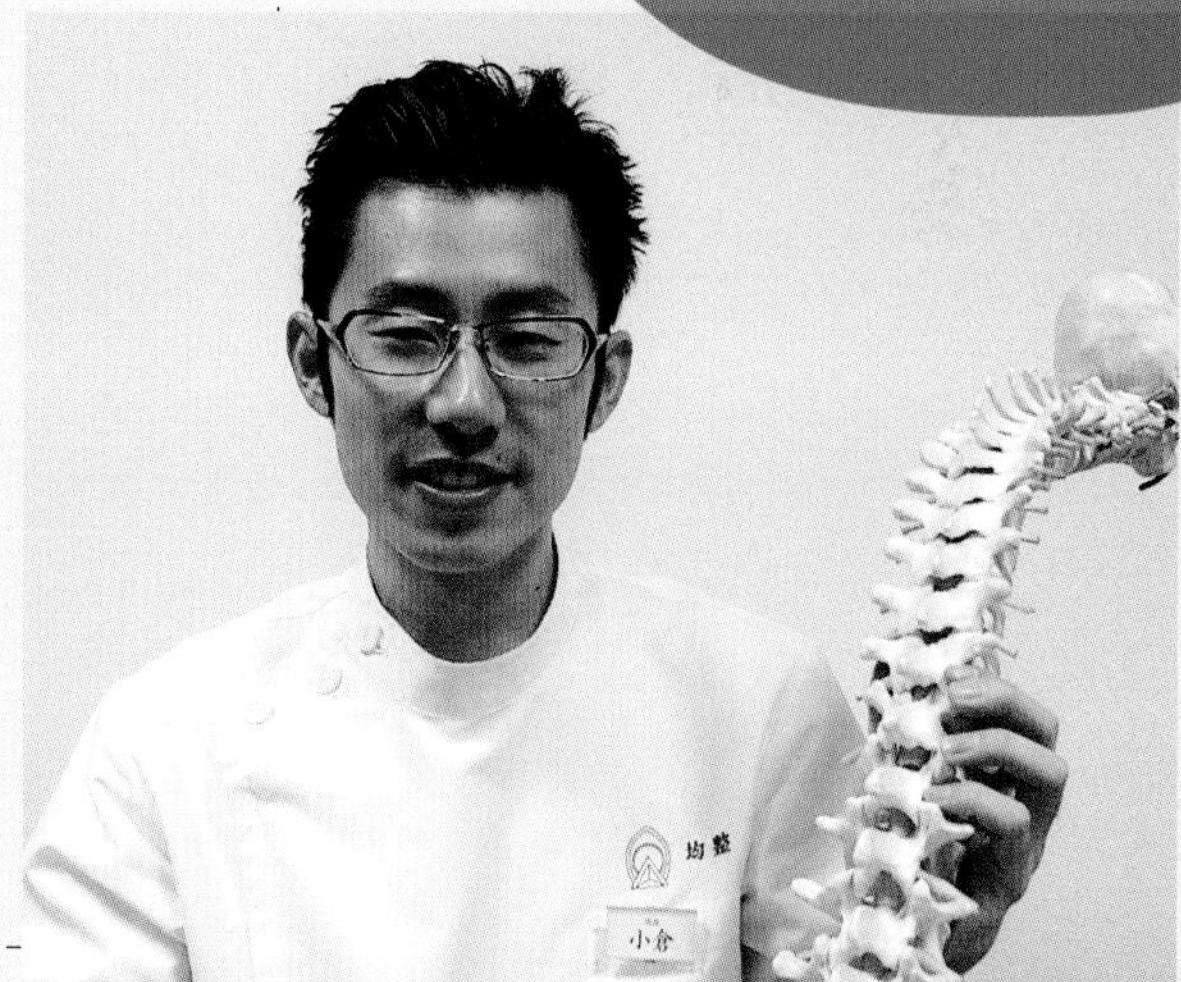
「骨盤を閉めて！」と小倉先生

骨盤をいったん開いて閉める効果を上げる

世の中には、いくら食べても太らない人もいれば、お茶を飲んでも太るという人もいます。両者の差は、基礎代謝（安静時に消費するエネルギー）と骨盤にあります。基礎代謝が高ければ、同じ量を食べてもエネルギーが速やかに燃焼されるため、太りません。また、整体を通して得た私の経験でいうと、骨盤が閉まっている人は、やせやすい体質だといえます。

逆にいうと、太りやすい体質だという人の多くは、骨盤が開いています。骨盤が開く原因は、人それぞれです。生まれつき骨盤が開きぎみの人もいますが、たいていの場合、その人の生活習慣に原因があるようです。

今回ご紹介する「骨盤スクワット」は、開いた骨盤を自分で閉める方法として、当院で患者さんたちにおすすめしています。これは、昔から行われてきた骨盤を閉めるための整体法を、アレンジしたものです。本来は、気功法で基礎代謝を強力に上げながら行うのですが、骨盤スクワットのみでも、体を引き締め、太りにくい体質を作ることは可能です。

整体法で開いた骨盤を閉めるには、二つの方法があります。

一つは、息を吸っている状態から吐《は》く瞬間や、吐いている状態から吸う瞬間（呼吸の間隙《かんげき》）に強い刺激を骨盤に与えるという方法です。これは、刺激を与えるタイミングがむずかしいため、自宅で誰もが手軽に行える方法とはいえません。

もう一つは、40秒ほどの時間をかけて、ゆっくりと骨盤に圧力を加えるという方法です。骨盤スクワットは、この方法を応用しています。

骨盤スクワットは、次の三つの動作で成り立っています（やり方は12ページ参照）。

①足を肩幅に開いて立ち、つま先をできるだけ外側に向けた状態で、ゆっくりと腰を落とし、戻します。

②足幅を①よりもやや広めにし、つ

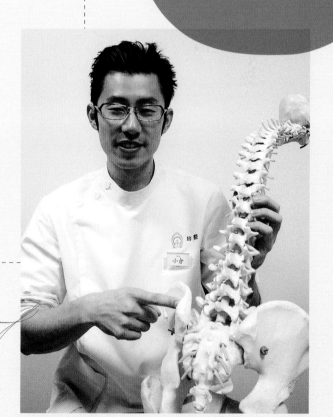

ま先をできるだけ内側に向け、ゆっくりと腰を落とし、戻します。
③つま先の向きはそのままで、足幅を①と同様に肩幅に戻し、体を前に傾けていき、戻します。

この中で①だけは、骨盤に対し、閉めるのではなく開く方向に圧力が加わります。「骨盤を閉めるために行う骨盤スクワットで、なぜもっと開くような動作をするのか？」と思う方もいるかもしれませんが、この①の動作があるからこそ、骨盤はより閉まるのです。

人間の体には、縮んだら伸びる、曲がったら反らす、といった具合に、無意識にバランスを保とうとする習性があります。骨盤も、開く方向に圧力を加えると、そのあとはバランスをとるために閉まろうとします。

つまり、①で一度骨盤を開いた後、②③で骨盤が閉まる方向に圧力を加えることで、骨盤がより閉まるというわけです。

2kgやせたらいったんやめる

骨盤スクワットは、1日に1回、行うだけでかまいません。回数をふやしても、効果に差は出ないのです。行う時間帯も問いません。自分の好きな時間に行ってください。

また、毎日続けて行うと、体が刺激に慣れてしまいます。鍼灸《しんきゅう》やマッサージなどを毎日行うと、体の反射が鈍り、効果が出なくなるのと同じ理屈です。骨盤スクワットも、1週間続けたら3日ほど休むというペースで続けるとよいでしょう。

体重が落ち始めたら、骨盤スクワットを一度やめてください。目安は2kg減です。その後、体重が落ちなくなったら、再開します。これを続けることで、その人の適性体重まで体重はへっていきます。

人それぞれですが、早い人で3週間、一般には2ヵ月ほどで大きな効果が生じます。骨盤スクワットとあわせて、ウオーキングなどの運動で基礎代謝を高めれば、より大きなダイエット効果が期待できます。

ほかにも、当院では不妊で悩んでいた女性が、骨盤スクワットを始めた結果、懐妊《かいにん》したという例が数多くあります。不妊は、卵巣《らんそう》付近の筋肉の異常緊張が原因である場合が多いといいます。骨盤スクワットは、子宮や卵巣付近の筋肉のストレッチにもなるため、妊娠への好条件が整うのでしょう。

また、骨盤スクワットは骨盤まわりの神経への圧迫を取るため、ホルモンのバランスが整います。そのため、肌がきれいになったという人も少なくありません。

「何を食べても太る」という人は、骨盤が開いている可能性が高いと思います。骨盤スクワットはひととおりやって、3分もかかりません。ぜひ、お試しください。

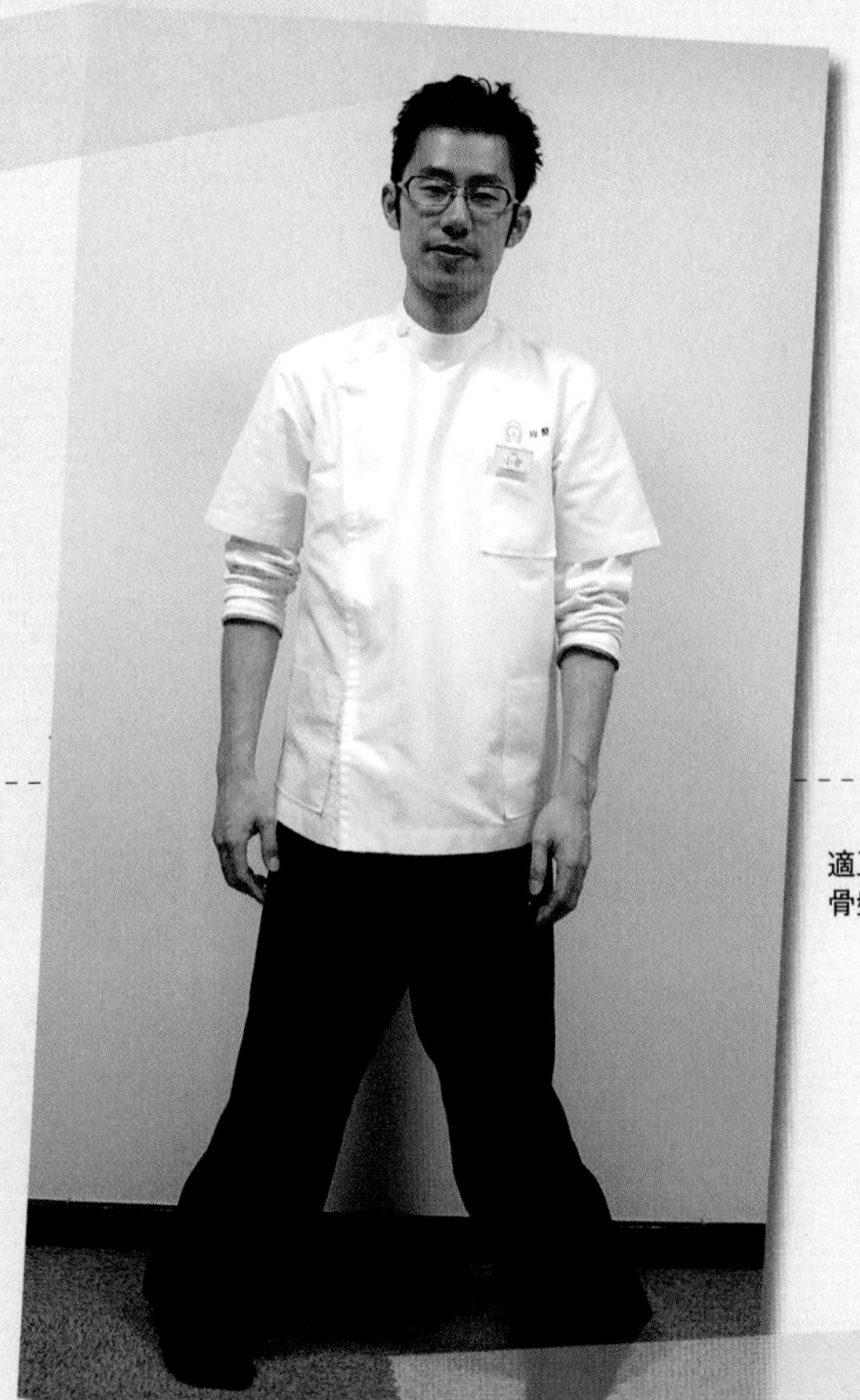

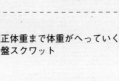

適正体重まで体重がへっていく
骨盤スクワット

軽い負荷で大きな運動効果を得られる骨盤スクワットは中高年にぴったりのトレーニング

中高年の人なら自分の体重を負荷にするだけで効果が出る

「骨盤スクワット」の特徴は、非常にゆっくりした動きだということです。その点では、私が提唱しているスロートレーニングによく似ています。

　スロートレーニングとは、ゆっくり体を動かし続けることによって、筋肉に負荷をかけ続ける運動のこと。筋肉に負荷をかけ続けると、筋肉中の血流が制限され、筋肉はハードな運動をしたと勘違いします。その結果、軽い運動でもハードな筋トレと同じような効果を得ることができるのです。

　しかし、ここまで動きがゆっくりだと、スロートレーニングよりも、むしろアイソメトリックトレーニングの効果に近いかもしれません。

　アイソメトリックトレーニングは、筋肉の長さを変えずに（関節を動かさずに）、筋肉に力を込めた状態を一定時間維持する運動のことです。たとえば、壁や柱のように動かないものを押し続けたり、タオルのように伸び縮みしないものを引っ張り続けたりして筋力を鍛えるのです。

　筋力を強化する場合、かける負荷が大きいほど、筋肉は太く、大きくなります。筋トレでは、自分が持っている最大筋力の65％以上の負荷をかけないと、筋力は強化されません。ところが、アイソメトリックトレーニングなら、最大筋力の40％程度の負荷でも、十分に筋力を鍛えることができます。

　ただしその場合は、1分間くらい力を出し続けないと効果がないとされています。軽い負荷を長時間かけ続けることで、効果を高めるのです。

　骨盤スクワットは、自分の体重の負荷だけで行う運動です。ちなみに、60歳の最大筋力の平均は、体重の2・5倍程度ですから、中高年の人なら自分の体重は40％程度の負荷になるので、1分間力を出し続ければ効果が出るというわけです。その点、45秒かけて腰を落とし、15秒で立ち上がる骨盤スクワットは、効果の出る理想的な時間配分といえます。

　ただし、高齢者で筋力のない人が自分の体重を負荷にすると、最大筋力に対して負荷の割合が大きくなります。この場合は、もっと時間が短

SOR'S VOICE

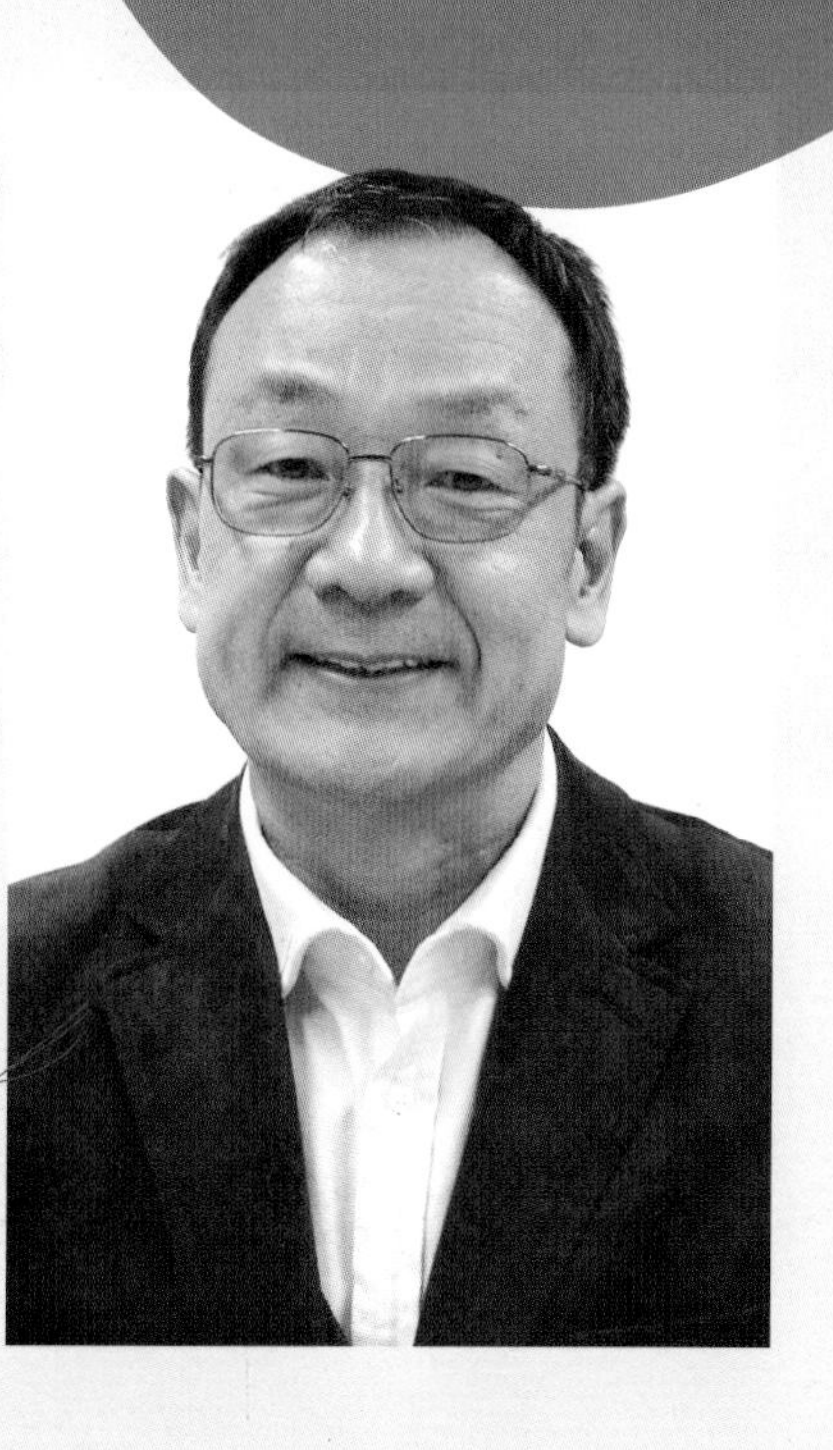

東京大学教授
石井《いしい》 直方《なおかた》

くても効果が出ます。1分間続けるのがきつい人は、30秒でも40秒でも、自分の筋力に合わせて行うといいでしょう。

ひざはねじらないように つま先と同じ方向に向ける

一般にスクワットでは、お尻の筋肉（大殿筋《だいでんきん》）をよく使います。この骨盤スクワットも、一つめの動きで大殿筋と、その奥にある梨状筋《りじょうきん》を使います（下図参照）。梨状筋をよく使うと、股関節が安定するという効果が得られます（やり方は12ページ参照）。

二つめの動きでよく使うのは、太ももの内側にある内転筋（27ページの図参照）です。これは、骨盤を下から支えている大きい筋肉です。この二つめの動きでも、体の奥にある深部筋も含めて、お尻の周辺にある筋肉が鍛えられます。

見た目以上に筋肉に効いているのは、三つめの動きです。この動きは、つま先を内側に向け、お尻を外側にねじる力を効かせて体が倒れないように突っ張っています。このとき、体の中で股関節を外旋させるように支えているのは、腰の奥にある大腰《だいよう》筋《きん》です（下図参照）。また、お尻を絞るようにねじるので、中殿筋《ちゅうでんきん》や大殿筋など、お尻周辺の筋肉も意外に使います。この三つめの動きは、外旋する力を鍛えるアイソメトリックトレーニングといっていいでしょう。

この骨盤スクワットのいいところは、軽い負荷の割に大きな運動効果を得られることです。ですから、筋力が衰えてきた中高年の人のトレーニングとして、理にかなっています。こうした運動を続けて筋力が鍛えられれば、日常生活が生き生きし、活動的になってくるでしょう。

またそれが、肥満の防止につながるという二次的効果も考えられます。筋力がついて日常生活が活動的になれば、その積み重ねでエネルギー消費量がふえます。また、お尻周辺の筋肉を鍛えることで下半身の血行がよくなり、冷え症や便秘が改善するということも考えられます。そうなると、代謝が上がってやせやすい体質になるでしょう。

この運動で注意していただきたいのは、ひざをねじらないことです。つま先と逆の方向にひざを曲げるとひざがねじれて、痛める原因になります。ひざは、必ずつま先が向いている方向に向けてください。

また、ひざが痛い人は、ひざに負担がかからないように注意してください。無理をすると、余計に痛みがひどくなります。腰の下げ方や足の開き方で痛まない位置がありますから、自分でそういう位置を探しながら行うといいでしょう。

骨盤スクワットが効く筋肉

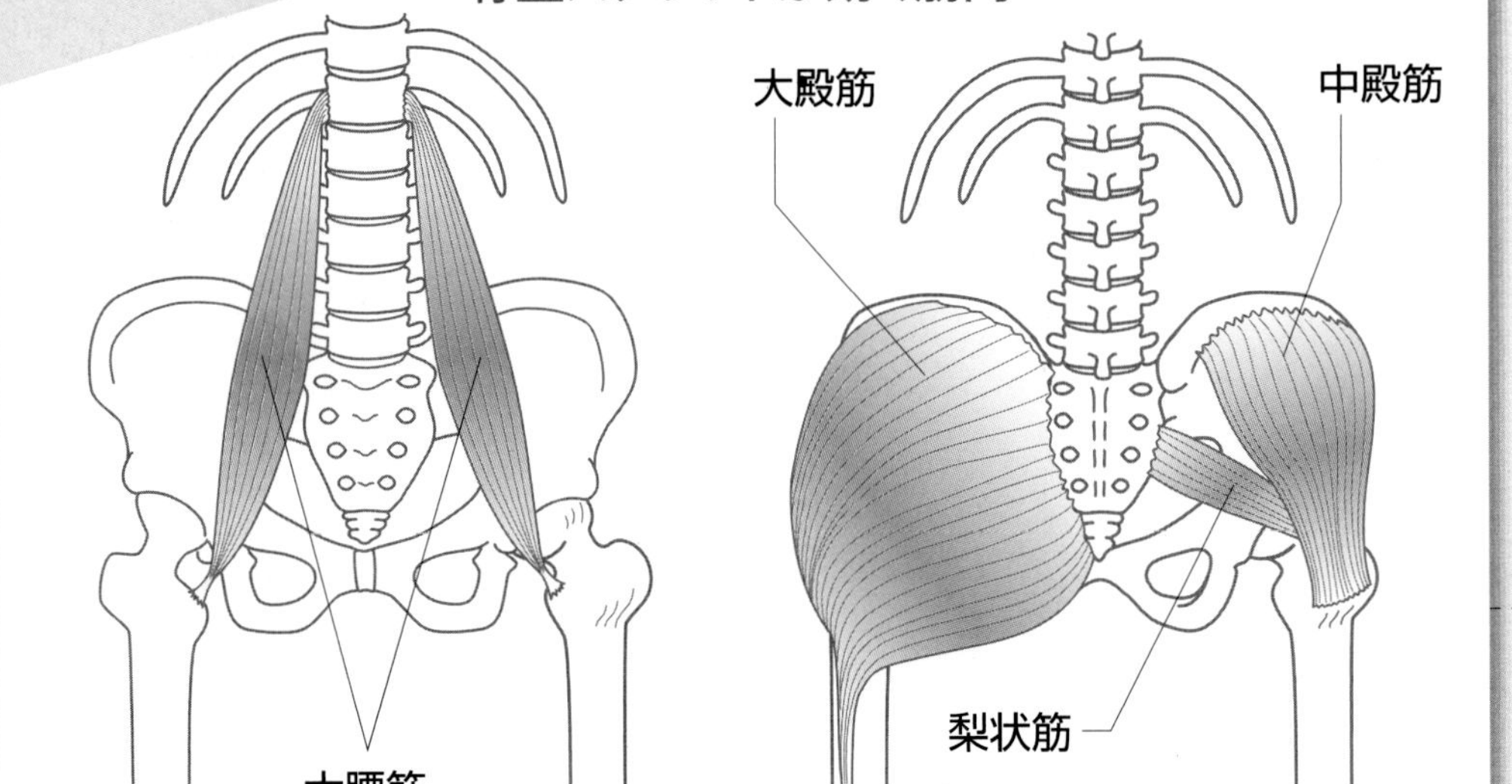
大腰筋
前面
※大殿筋、中殿筋、梨状筋はいずれも左右にあります。
背面

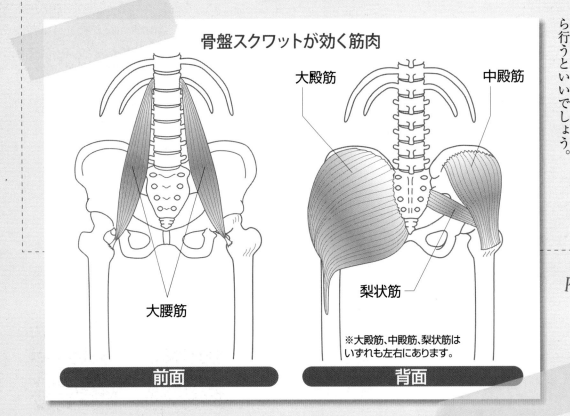

骨盤まわりの筋肉をバランスよく鍛えて体を引き締め尿失禁も改善する骨盤スクワット

腹圧性尿失禁の原因となる骨盤底筋群も鍛えられる

「骨盤スクワット」は、三つの動きから成り立っています（やり方は12ページ参照）。一つめは、つま先を外側に向けて行うスクワット、二つめは、つま先を内側に向けて行うスクワット、三つめは、つま先を内側に向けたまま前傾する動きです。

この一連の骨盤スクワットで鍛えられるのは、太ももの大腿四頭筋《だいたいしとうきん》、とりわけ大腿直筋《ちょくきん》の筋力アップです（左ページの図参照）。それに加えて、股関節の内転筋群《ないてんきん》と外転筋群《がいてんきん》（中殿筋《ちゅうでんきん》など・25ページの図参照）のストレッチ効果もあります。内転筋群は、大腿部（太もも）を内側に動かす筋肉群。外転筋群は、大腿部を外側に動かす筋肉群です。

筋肉を鍛える場合、ただ鍛えるだけではあまり効果がありません。事前にストレッチをして、筋肉を柔らかくしておくことが大事です。骨盤スクワットでは、つま先を外側に向けたときに内転筋、内側に向けたときに外転筋がストレッチされます。

私が注目したのは、内転筋のストレッチです。足のつけ根は硬くなりやすいところで、ここにある内転筋群が、外転筋群とバランスよく機能しないと、きれいに歩行することがむずかしくなります。さらに、大腿四頭筋が衰えると、ひざ関節に負担がかかりやすくなります。もともと、O脚が多いといわれている日本人の足の形を考えると、脛骨《けいこつ》の内側（ひざの内側）に負担がかかり、ひざの内側の痛みの原因になることもあります。内転筋をストレッチし、大腿四頭筋をしっかり鍛える骨盤スクワットは、ひざ痛の予防にとても有効だと思います。

しかし、この運動でいちばん興味深かったのは、三つめの動作です。やってみるとわかりますが、これはけっこう効きます。大腿四頭筋をしっかり使ってひざを伸ばし、腹筋と殿筋群に力を入れなければ、できない動きです。でも、これだけでおなかまわりやお尻、太ももの筋肉が一度に鍛えられます。

この動作は、傾きかげんがポイントです。傾きすぎると危険ですし、傾きが足りないと効果は少なくなります。ある程度の傾きを保持するには、体の中心を意識し、殿筋群に力

R'S VOICE

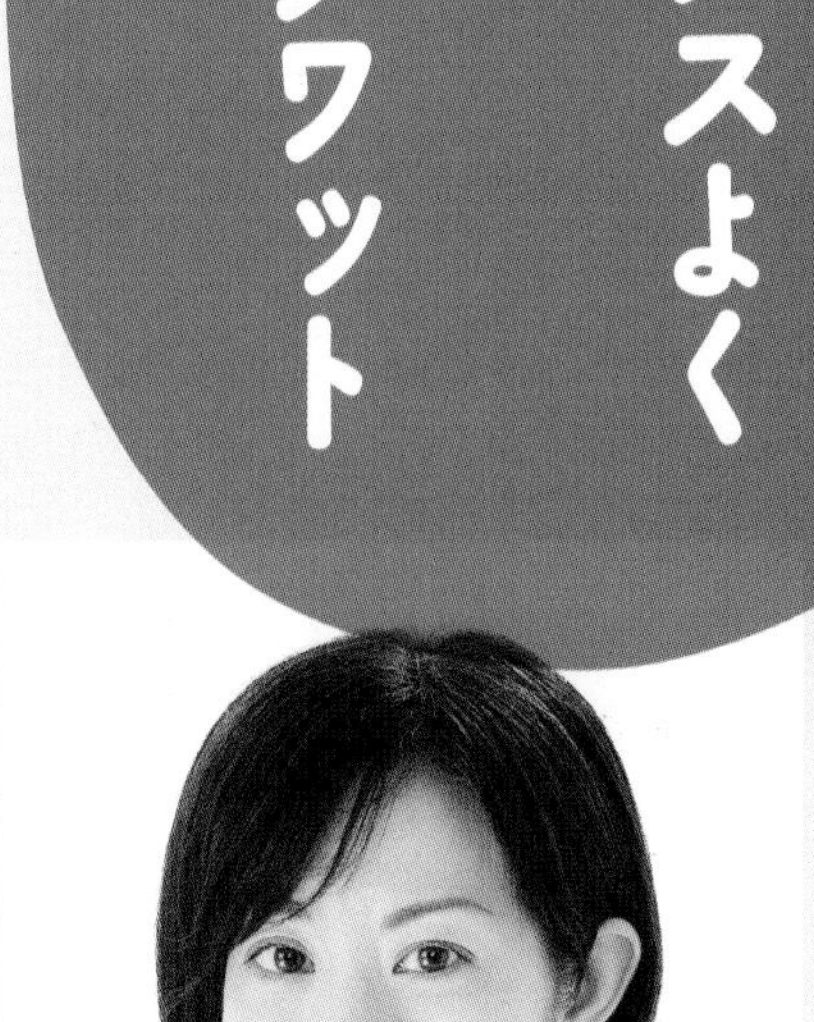

みなみ湘南医院院長
吉田《よしだ》 瑞《みずほ》

を入れながら膣《ちつ》や肛門をギュッと締めると、姿勢が安定しやすくなります。

膣や膀胱《ぼうこう》、子宮《しきゅう》といった骨盤内臓器は、骨盤底筋《ていきん》群という筋肉群に支えられています（下図参照）。これらがゆるむと、膣や尿道括約筋《にょうどうかつやくきん》が十分締まらなくなり、腹圧性尿失禁《にょうしっきん》などの原因になります。骨盤底筋群はふだんなかなか鍛えられない筋肉なので、三つめの動作をするときに膣や肛門を意識すると、これらの筋肉も自然に鍛えられます。

骨盤まわりの筋肉を鍛えると脂肪がつきにくくなる

骨盤スクワットで、もう一つ私が気づいたのは、三つの動きによってさまざまな角度から骨盤まわりの筋肉を鍛えられることです。

女性は出産すると、子宮が大きくなるため、それを支持する組織がゆるみやすくなります。通常、それらの組織は時間がたてば元に戻りますが、出産をくり返したり、年齢を重ねたりすると、だんだん戻りにくくなります。

それを元に戻すには、骨盤底筋群を鍛えることが大切です。また、この運動は、骨盤のまわりを取り巻く、腹筋、殿筋群、内転筋、骨盤底筋群といった、骨盤まわりの大きい筋肉を動かすことになり、代謝も上がりやすくなると考えられます。とくに三つめの動作は、筋肉のバランスが悪いとできない動きなので、筋肉をバランスよく鍛えるという点ではいい運動です。

こうしてバランスのよい状態に戻ると、骨盤まわりに脂肪がつきにくくなります。骨盤スクワットをして体重がそんなにへらなくても、おなかまわりや下半身がやせたという人が多いのは、骨盤まわりの余分な脂肪が落ちて、筋肉がついたためでしょう。女性にとって体重がへるのもうれしいことですが、体形が変わるのはそれ以上の喜びではないでしょうか。

骨盤スクワットは、非常にゆっくりした動きの運動です。過剰にひざ関節を曲げ過ぎないこと、また、ゆっくり動かすことで、関節への負担を軽くし、筋肉に負荷をかけています。ですから、少ないリスクで筋力を鍛えることができます。ストレッチの要素も入っているので、ゆっくり行うことでストレッチ効果を高めることもできます。

ただ、体重が重すぎる人や、足腰の筋肉が衰えている人には、きつい運動かもしれません。ひざや腰に痛みを感じるようなら、壁やバーなどにつかまって行うなどして、無理をしないほうがいいでしょう。

骨盤底筋群がゆるむ様子

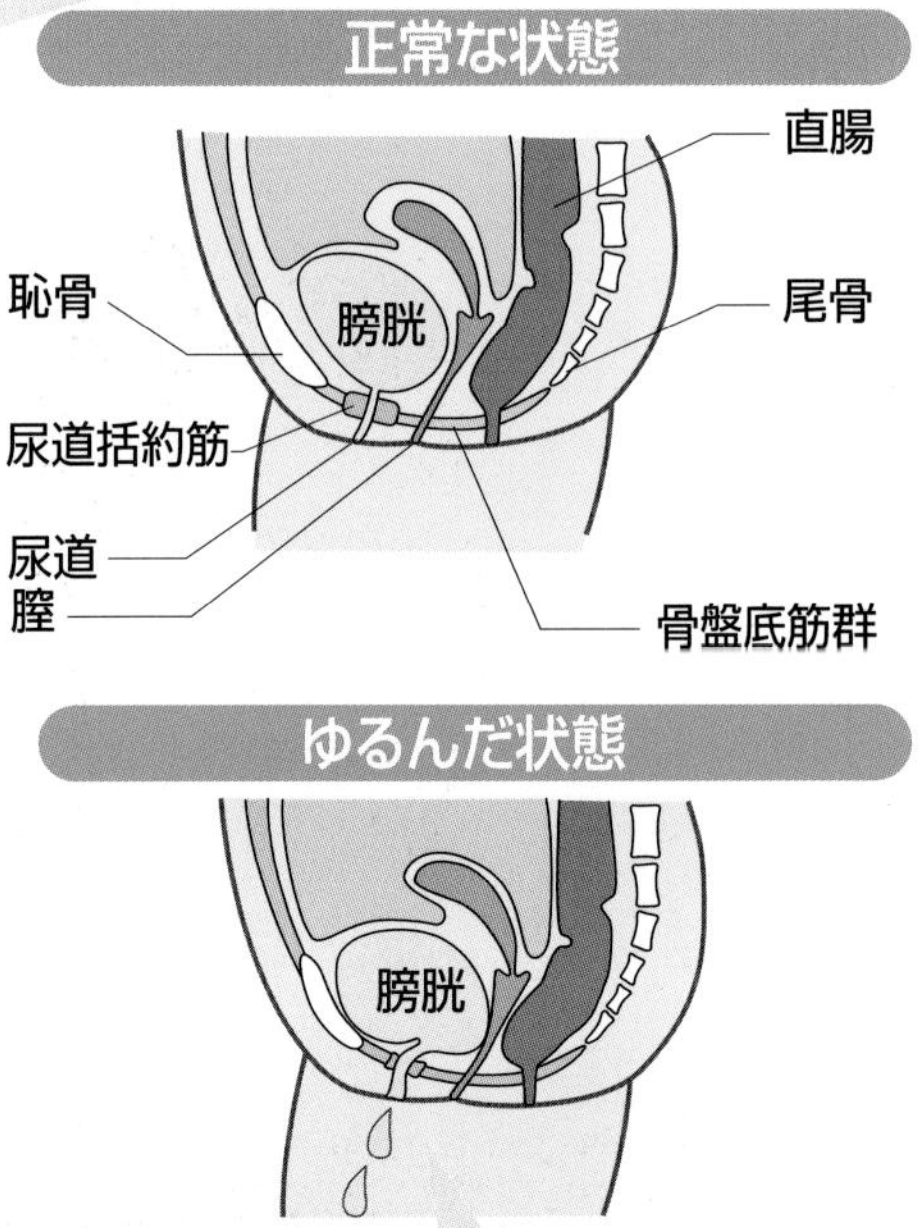

膀胱が下がり、尿道を締める圧力がかからなくなるので、尿がもれやすくなる。骨盤内臓器も下がりやすくなり、位置がずれてくる。

骨盤スクワットが効く筋肉

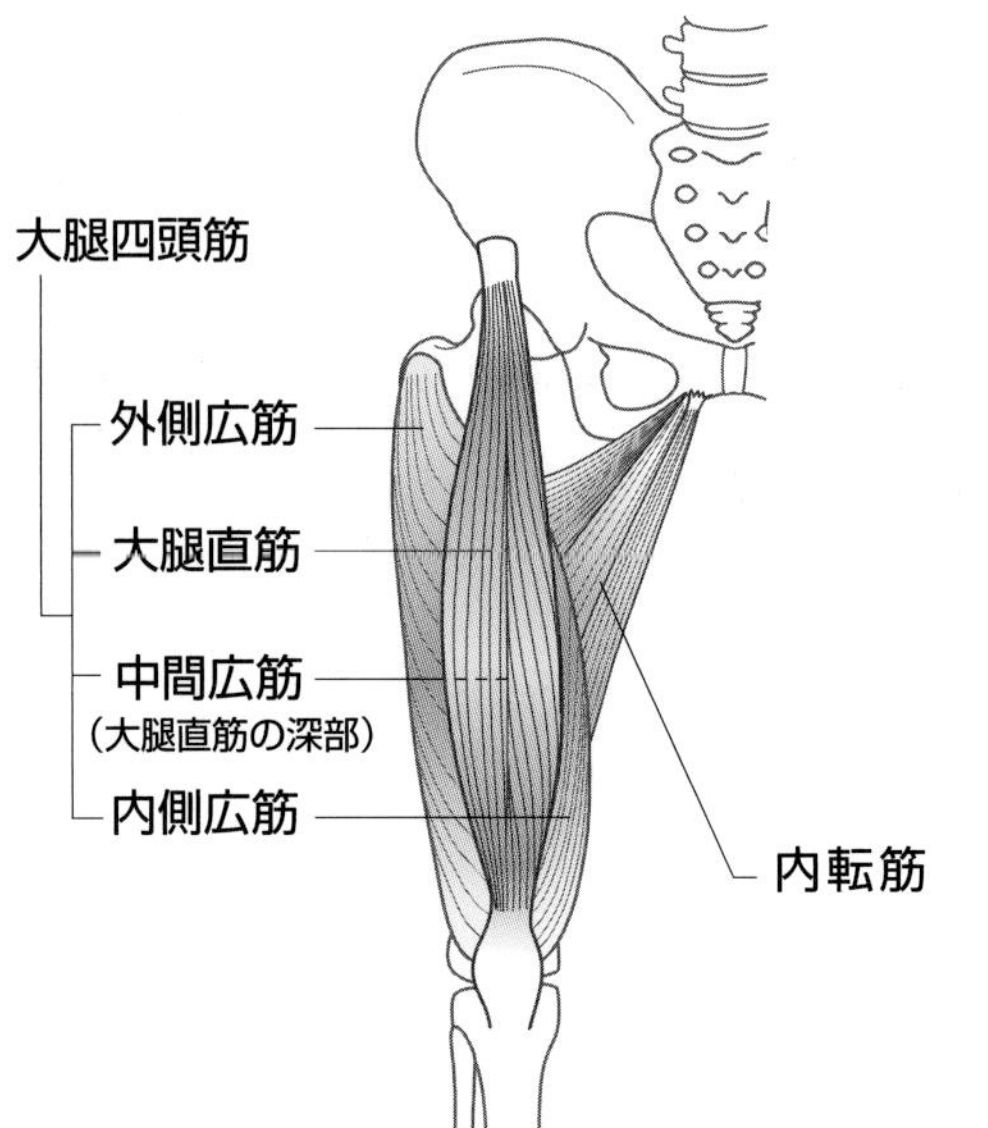

本当にコワいほどやせた！

骨盤スクワットの体験者の喜びの声！

座るとジーンズに乗っていた、
産後戻らなかった
おなかのぜい肉が消えた！
（32歳・女性）

静脈瘤、むくみ、腰痛、便秘が解消！
（61歳・女性）

股関節が柔らかくなった。便秘も解消！
（43歳・女性）

8kgやせて
ウエスト5cm減！
もうこれ以上は
やせなくていい！
（29歳・女性）

ウエスト7cm減で
ジーンズがブカブカ！
お尻も足も顔も締まった！
（27歳・男性）

立ち方が変わり、
太ももが引き締まった！
（31歳・女性）

6kgやせておなかのぜい肉も
ムッチリ太ももも足首もスッキリ！
（44歳・女性）

夫婦で15kgやせた！
腰痛も改善！
（34歳・女性）

ドカ食いしても
太らない！
（28歳・女性）

9kgやせてウエスト7cm減！
顔も引き締まって
ズボンはゆるゆる！
（39歳・男性）

10kgやせてウエスト12cm減！
ひどい生理痛も大改善！
(27歳・女性)

ヒップが上がって、
スタイルがよくなった！
(54歳・男性)

6kgやせて体が軽い！
小顔になり洋服も
1サイズ小さくなった！
(24歳・男性)

週1kgペースで
7kgやせた！
段々腹が解消し
ウエスト4cm減！
(42歳・女性)

ゾウの足のよう
だった足首が
引き締まった！
(57歳・女性)

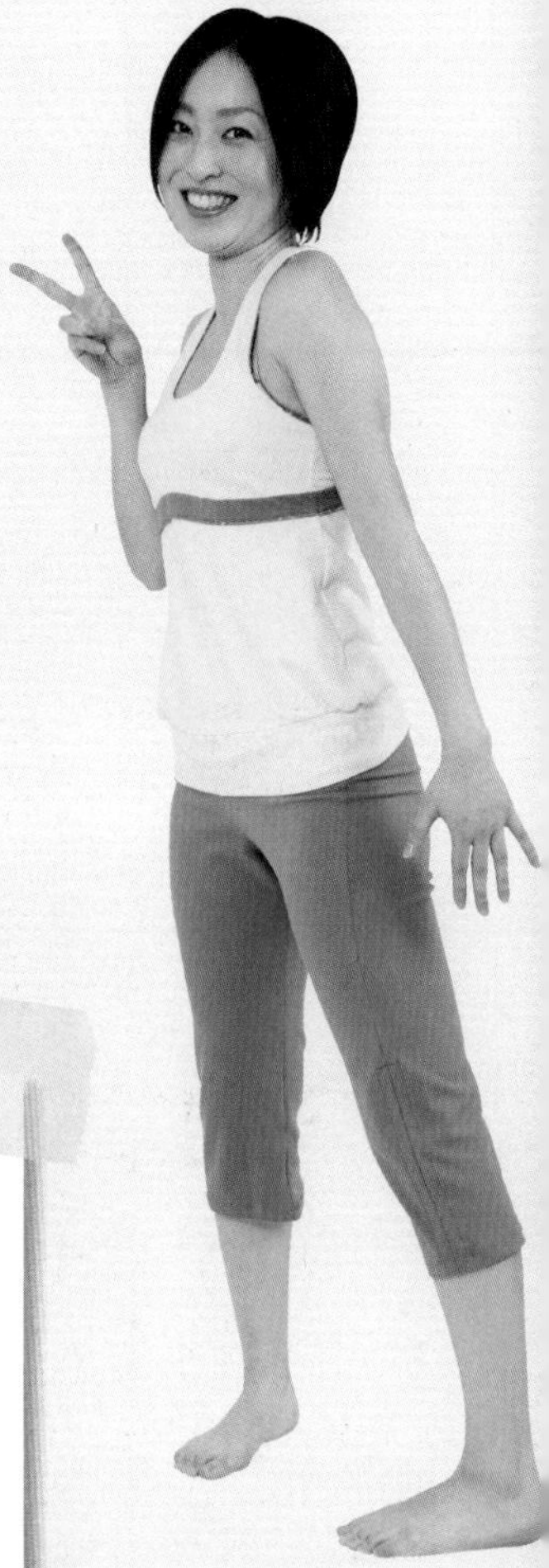

運動が苦手だったのに
5kgやせて妻も大喜び！
(50代・男性)

11kgやせて
制服のウエストは
もうブカブカ！
(31歳・女性)

何をしても
やせなかったのに
3kgやせて、
下腹と太ももが
締まった！
(70代・女性)

タヌキ腹がへこんで
くびれができた！
(37歳・女性)

6kgやせておなかまわりの肉の浮き輪も一掃！
(33歳・女性)

11kg10kgやせた！ウエスト12cm減！コワいほどやせたと喜びの声続出の骨盤スクワット

ジャーナリスト
辻《つじ》 寿子《としこ》

REPoRTER'S VoICE

ボディラインが一変する夢のようなダイエット

「ダイエットしたいけど、運動は苦手」「時間に余裕がない」

「骨盤スクワット」は、そんな人たちにうってつけのダイエット法です。やり方はとても簡単。時間は3分もかかりません。1日に1回、好きなときに行うだけです（やり方は12ページ参照）。

指導している日暮里《にっぽり》身体均整院院長の小倉《おぐら》誠《まこと》先生によると、太りやすい人の多くは、骨盤が開き、内臓が下垂しているそうです。

骨盤が開くと、重心が下がるため、体を動かすのがおっくうになります。また、内臓が下垂すると、いくら食べても満腹感が得られないため、つい食べすぎてしまいます。運動不足に過食が加わり、ますます太ってしまうというわけです。

骨盤スクワットは、骨盤に時間をかけて圧力を加えることで、開いた骨盤を閉め直します。骨盤が閉まると、それだけでおなかまわりは引き締まります。さらに、内臓の位置が正され、重心が上がるため、過食と運動不足が解消します。つまり、やせ体質に変わるのです。

ほかにも骨盤スクワットでは、「くびれができた」「ヒップが上がった」「太ももが細くなった」「足首や顔が引き締まった」など、ボディラインに変化が生じたケースが少なくありません。

手軽にやせるだけでなく、ボディラインまで美しく整う――骨盤スクワットは、まさに夢のようなダイエット法なのです。

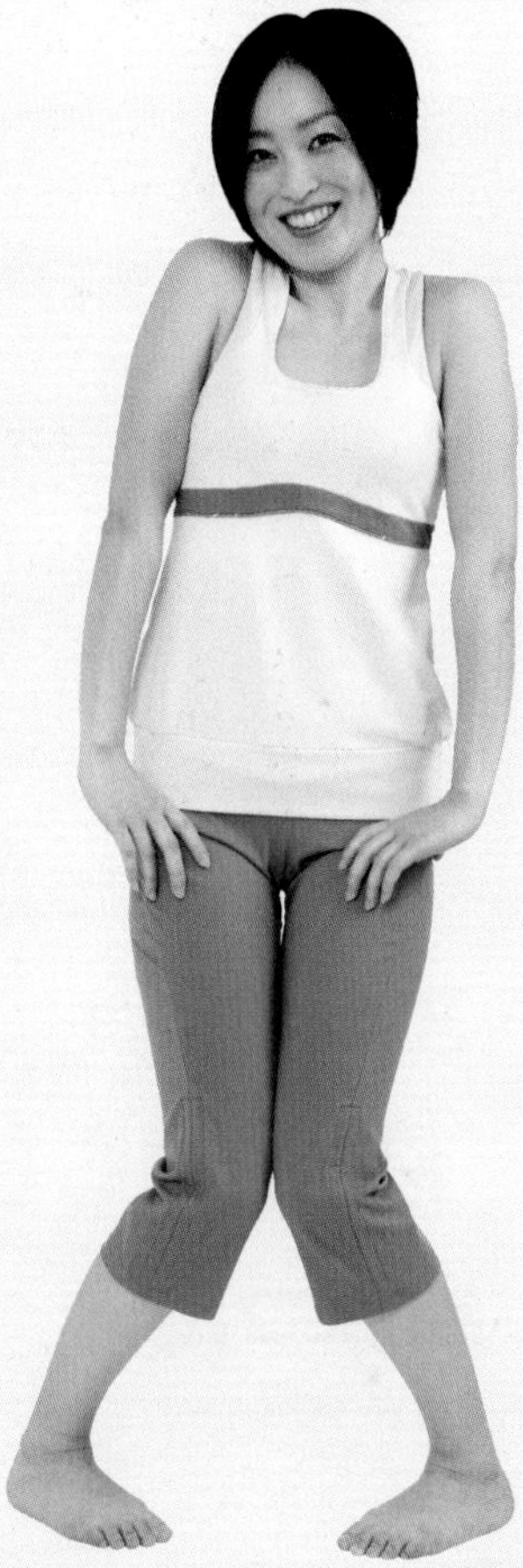

何をしてもやせなかった人が順調にやせていく

実際に、骨盤スクワットでダイエットに取り組んでいる人の例をご紹介しましょう。

Aさん（女性・40代）は、出産後、少しずつ体重がふえました。ウオーキングや呼吸法、食事制限など、あらゆるダイエット法を試しましたが、思うような効果は出なかったといいます。小倉先生のもとで、骨盤スクワットを始めたのはそんなときでした。

65㎏だった体重は、1ヵ月で62㎏、3ヵ月後には60㎏（身長157㎝）に。とくに、ウエストがビックリするほど引き締まったといいます。スーツもゆるくなり、現在は職場の仲間たちといっしょに、お昼の休憩時間に骨盤スクワットをしているそうです。

Bさん（女性・30代）は、学生時代はスリムでした。しかし、出産後に体重が戻らず、気づけば68㎏になっていたのだとか（身長158㎝）。

そこで、骨盤スクワットを始めたところ、1ヵ月でスカートがゆるくなったそうです。4ヵ月後には8㎏やせ、体重は60㎏に。骨盤スクワットに加えてママさんバレーを始めたため、Bさんはいまもぐんぐんやせています。

「ウオーキングやテレビの体操を試したけれど、ちっともやせなかった」とおっしゃるのはCさん（女性・70代）。年齢が高く関節も硬いため、ハードな運動はできません。そこで、小倉先生の指導のもとで骨盤スクワットを始めました。

ひざの悪いCさんは、屈伸運動をした後で、骨盤スクワットを行ったそうです。すると、1ヵ月に1㎏のペースでやせていきました。3ヵ月後には、3㎏やせて60㎏（身長160㎝）に。とくに、下腹部と太ももが引き締まったといいます。

また、下半身に筋肉がつき、歩きやすくなったのだとか。足でしっかりとふんばれるようになったため、趣味のゲートボールの成績が上がったとCさんは喜んでいます。55㎏の目標体重を目指し、Cさんは現在も骨盤スクワットを続けています。

骨盤スクワットは、メタボ対策としても有効です。

会社で管理職を務めるDさん（男性・50代）は、恰幅《かっぷく》のよすぎるおなかが悩みの種でした。健康診断では、「やせるように」と指導されたといいます。体重は69㎏（身長164㎝）。しかし、運動経験の少ないDさんは、どうすればやせるのかわかりません。

そこで、小倉先生の指導で骨盤スクワットを始めたところ、3ヵ月で5㎏の減量に成功。ウエストは5〜6㎝細くなり、奥様も喜んでいるそうです。

ほかにも、「ウエストが12㎝細くなった」「11㎏やせた！」「O脚が直った」「便秘が治った」「生理痛が軽くなった」など、喜びの声はいくつもあります。

「何をしてもやせない」「年を追うごとに太っていく」という人は、骨盤スクワットを試してみてはいかがでしょうか。

Column

骨盤が開くと性格が変わる？

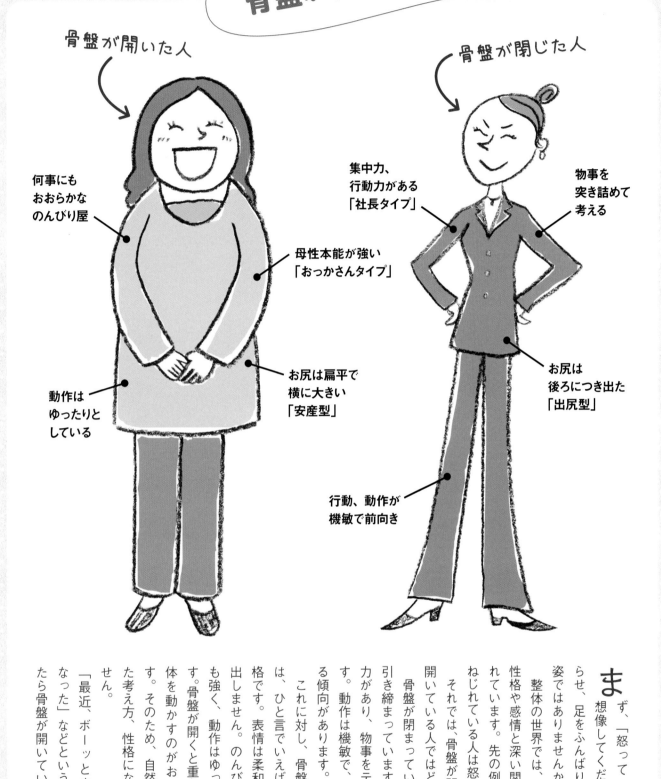

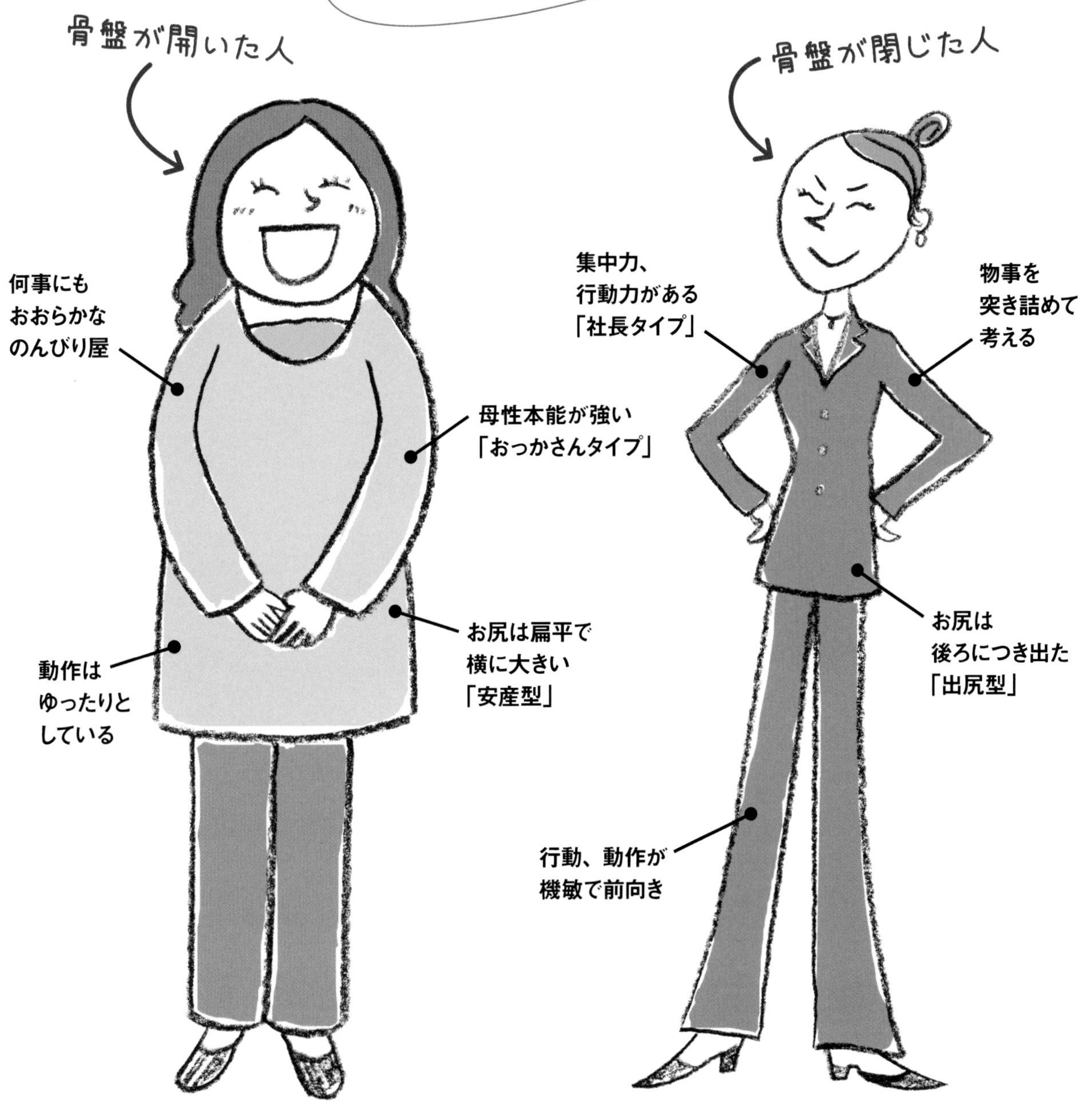
骨盤が開いた人
何事にも
おおらかな
のんびり屋
母性本能が強い
「おっかさんタイプ」
お尻は扁平で
横に大きい
「安産型」
動作は
ゆったりと
している
骨盤が閉じた人
集中力、
行動力がある
「社長タイプ」
物事を
突き詰めて
考える
お尻は
後ろにつき出た
「出尻型」
行動、動作が
機敏で前向き

まず、「怒っている人」の姿を想像してください。肩をいからせ、足をふんばり、体をねじった姿ではありませんか？

整体の世界では、体形はその人の性格や感情と深い関わりがあるとされています。先の例でいうと、体がねじれている人は怒りっぽいのです。

それでは、骨盤が閉まっている人、開いている人ではどうでしょうか？

骨盤が閉まっている人は、表情も引き締まっています。集中力と行動力があり、物事をテキパキと進めます。動作は機敏で、やや早くしゃべる傾向があります。

これに対し、骨盤が開いている人は、ひと言でいえば、おおらかな性格です。表情は柔和で、怒りを表に出しません。のんびり屋で母性本能も強く、動作はゆったりとしています。骨盤が開くと重心が下がるため、体を動かすのがおっくうになります。そのため、自然とのんびりとした考え方、性格になるのかもしれません。

「最近、ボーッとする時間が多くなった」などという人は、もしかしたら骨盤が開いているのかも？

体験者の喜びの声続出!

骨盤スクワットで

やせた!

くびれた!

引き締まった!

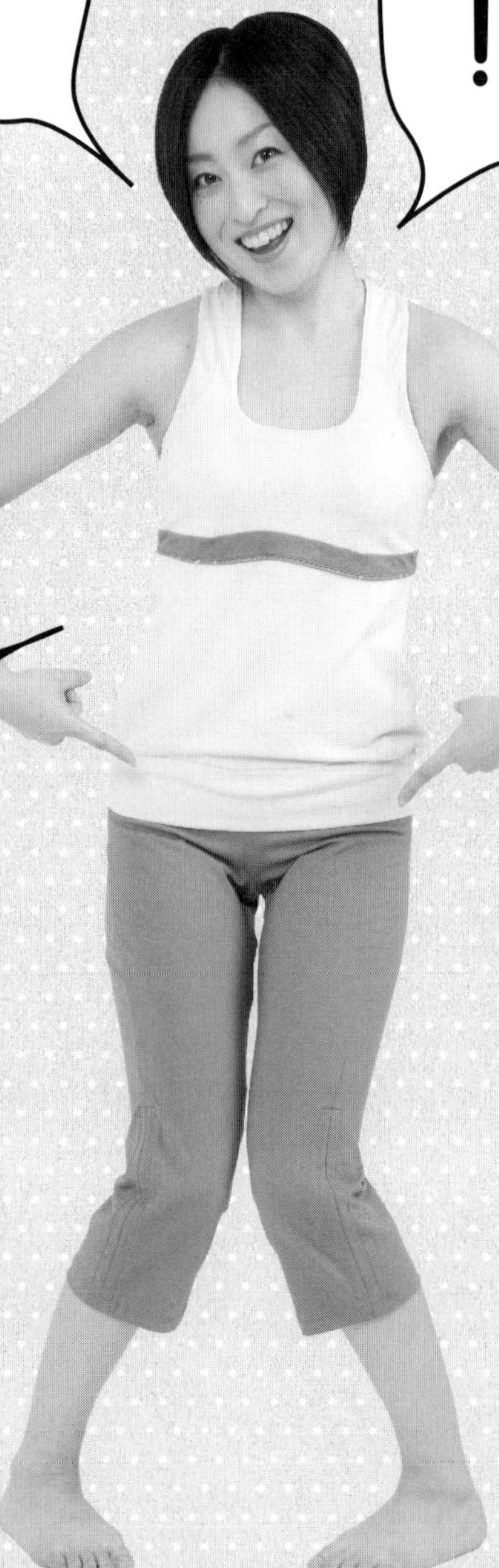

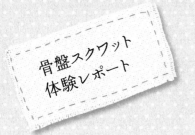

骨盤スクワット
体験レポート　1

骨盤スクワットで11kgやせて制服のウエストはゆるくなりヒップラインもアップ

サービス業・31歳
小林《こばやし》 奈緒美《なおみ》
（仮名）

大きな呼吸を意識して吐く息を長めにした

私はレストランで、ウエイトレスとして働いています。フォークやナイフを山のように積んだトレイを運ぶなど、この仕事はけっこうハードです。そのため、肩こりや腰痛、足のむくみに悩まされていました。元同僚のすすめで日暮里《にっぽり》身体均整院に通い始めたのは、平成20年3月です。

何度か治療を受けた後、小倉《おぐら》誠《まこと》先生は「余分な脂肪を落とすほうが、改善の早道だね」とおっしゃいました。そして、「骨盤スクワット」を教えてくださったのです。

いわれてみれば、確かに私はこの数年で5kgほど太っていました。一時スポーツジムに通ったのですが、時間に余裕がなく、長続きしませんでした。

食事制限も試みましたが、これもうまくいきませんでした。3月の時点で、体重は65kg弱、ウエストは67cmほどあったと思います（身長は168cm）。ウエストや太もも、腰まわりはむっちりとしていました。

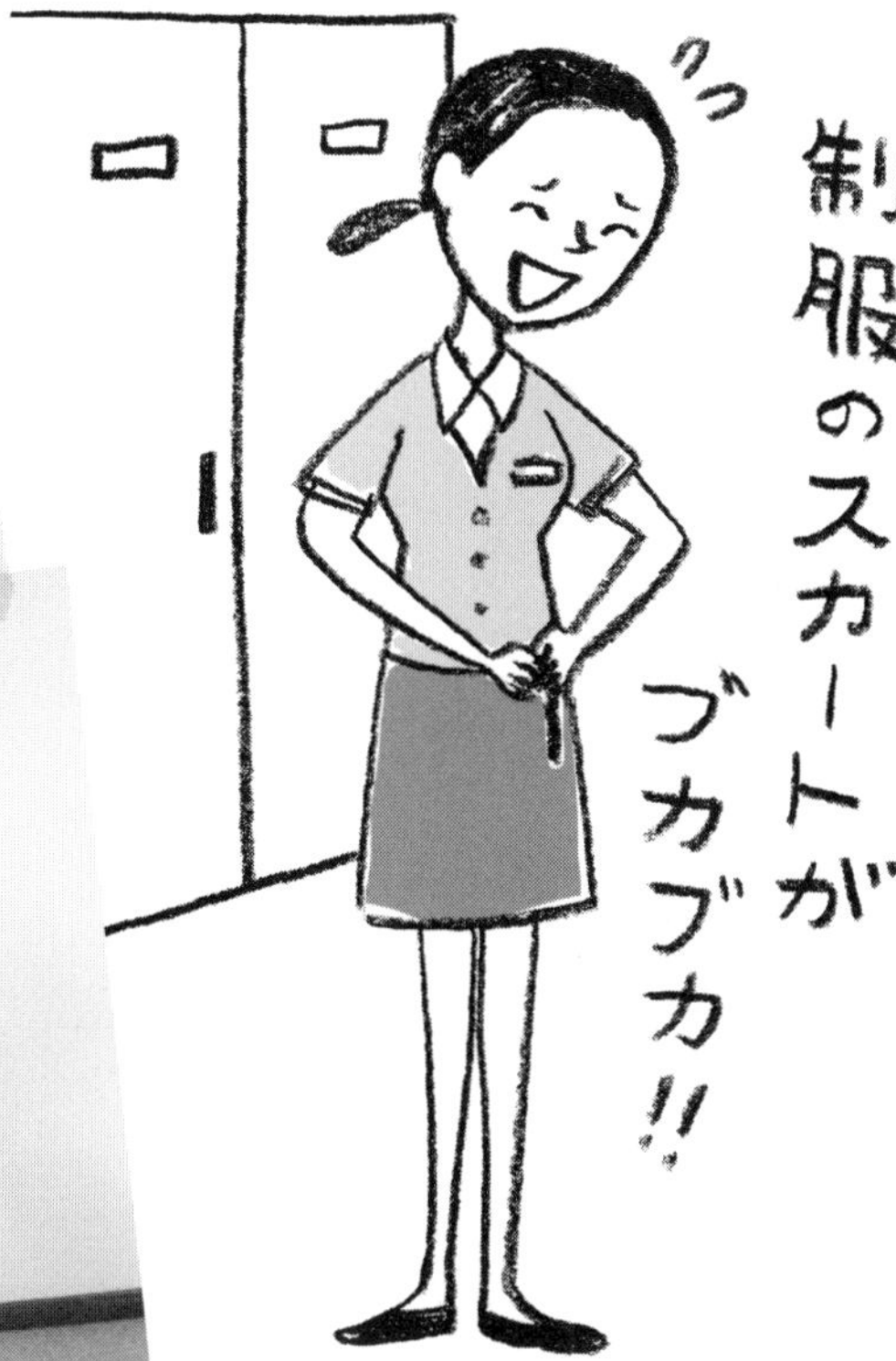

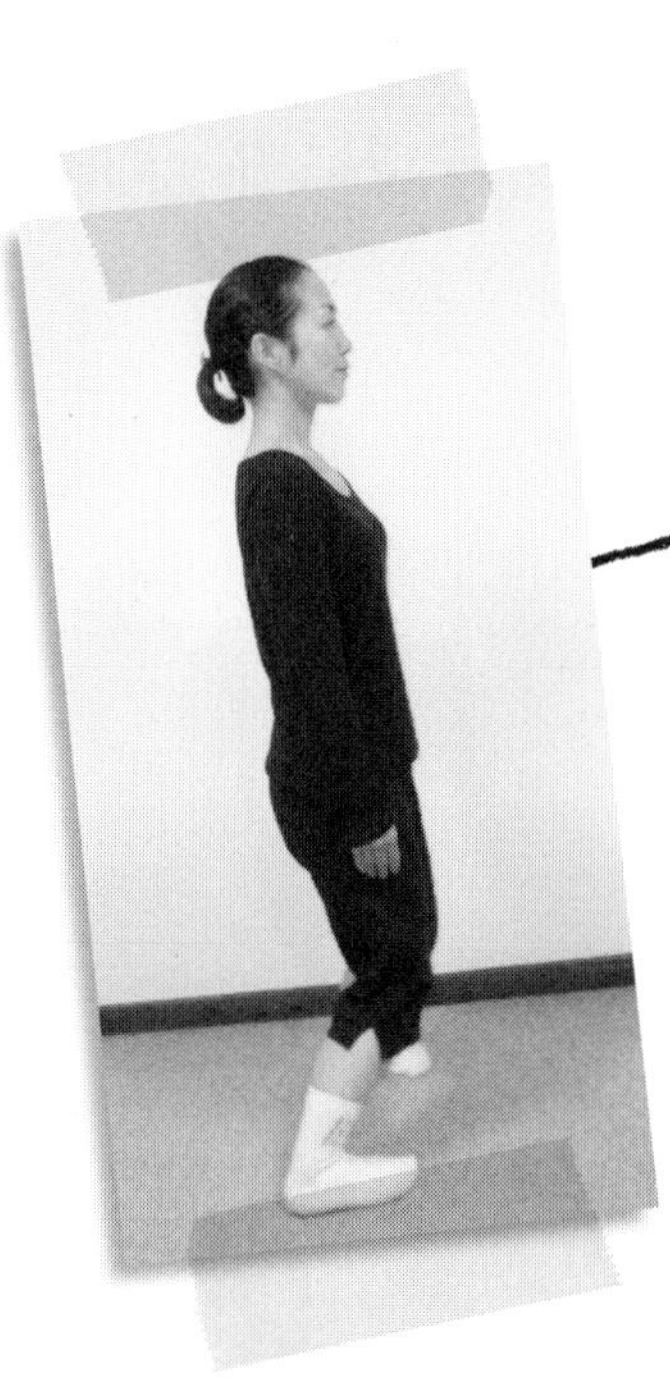

骨盤スクワットのやり方は簡単です（やり方は12ページ参照）。ただ、当初はゆっくりと腰を落とすのがむずかしいと感じました。また、腰を落とすと、ひざの上に力が入ります。私はひざを痛めないよう、足を肩幅よりやや広く開いて行いました。

ほかにも、お尻や太もも、おなか、

背中など、体のあちこちに力が入ります。そこで、息が詰まらないよう、大きな呼吸を意識しました。慣れてからは、吐《は》く息を長めにしています。

1年前の写真とはまるで別人

私は、夜、寝る前に骨盤スクワットを行いました。1週間続けたら、次の1週間は休みます。3週間ほどたつと、体が軽くなったのに気づきました。職場で人とぶつかりそうになったときでも、重いお皿を持ったまま、サッと身をかわせるのです。

体重がへったのは、1ヵ月ほどたってからです。1ヵ月半後には2kg減。うれしくて、骨盤スクワットが楽しくなったのですが、先生は「体が刺激に慣れないよう、少し休むように」とおっしゃいます。そこで、それから2週間、骨盤スクワットを中断しました。その後は、やせるペースが早くなったら休み、体が重くなったら再開する、といった具合に、体の様子を見ながら続けています。

半年後には、体重は56kg、ウエストは63cm。とくに、おなかまわりと下腹部が引き締まりました。制服のウエスト部分もゆるくなり、同僚たちはビックリしたものです。顔も小さくなり、常連のお客様には「やせたね！」といわれました。

うれしいことに、垂れぎみだったお尻もキュッと上がりました。横から見ると、ヒップの下のラインが、前より2cmほど高くなったようです。

血のめぐりがよくなったのか、足のむくみも軽くなりました。以前はむくんだ部分が痛くて、夜、目が覚めてしまうこともあったのですが、軽くマッサージをするだけで、むくみが消えるようになったのです。

その後も、体は少しずつ引き締まっていきました。骨盤スクワットを始めて9ヵ月が過ぎたいまでは、体重は当初より11kg減の54kgです。最近は忙しくて、骨盤スクワットは2日に一度しかできないのですが、リバウンドの気配はありません。

ウエストは測っていないので正確にはわかりませんが、自分では61cmくらいではないかと感じています。制服のウエスト部分はもうブカブカです。やせるペースが速すぎて、制服を替えるヒマがないため、いまはベルトで調整しています。

太ももも細くなりました。以前はジーンズの内股部分がすぐにすれてボロボロになっていたのですが、それがありません。肩こりや腰痛も、らくになっています。気持ちは以前より、ずっとポジティブです。

先日、職場の同僚たちと1年前の写真を見ました。写真の中の私は、いまとはまったく別人です。同僚たちも「前はずいぶんポッチャリしていたね」と驚いていました。

これほど体が変わるのなら、太っていたころにもっと写真を撮っておけばよかった……と、ちょっぴり後悔しています。

日暮里身体均整院院長
小倉誠先生のコメント

骨盤が閉まるとお尻も内側に締まる

小林さんは、もともと基礎代謝（安静時に消費するエネルギー）が高かったので、大きなダイエット効果が出たのでしょう。

また、骨盤スクワットをするさいに呼吸を意識しているとのことですが、呼吸そのものは効果に影響を及ぼさないと思います。ただ、息を吐きながらストレッチをすると、筋肉を伸ばしやすいのは確かです。

骨盤が閉まると、お尻の筋肉も内側に巻くような形で締まります。小林さんがヒップアップしたのはこのためです。

足のむくみの改善については、骨盤スクワットと大きな関連はないでしょう。ただ、太ももの筋肉を使えば足全体の血行がよくなりますから、多少は役立ったのかもしれません。

骨盤スクワット
体験レポート 2

1日1回の骨盤スクワットで 10kgやせてウエスト12cm減！ ひどい生理痛も大改善

会社員・27歳
手塚《てづか》 由実子《ゆみこ》

1日1回だから続けられそう

私は平成20年の5月から小倉《おぐら》誠《まこと》先生の治療を受けています。きっかけは友人のすすめでした。彼女は先生の治療で体質が変わり、生理痛がすごく軽くなったといいます。私も、重い生理痛に悩んでいたのです。

生理になると、ひどく痛み、貧血のような状態に陥って、体を動かせなくなります。そのため、産婦人科でしばしば痛み止めの注射を打ってもらっていました。

小倉先生は、「骨盤スクワット」で骨盤を閉めると、生理痛はもちろん、さまざまな体の不具合が改善するとおっしゃいます。また、うれしいことに体重も落ちるとの話でした。実は私は、この5年で体重が20kg近くもふえていたのです。

太った原因は、食べすぎです。私は5年ほど前に、体を動かす仕事からデスクワークに変わりました。それ以来、ストレスを強く意識するようになり、夜食を食べたり、お酒を飲んだりする機会がふえたのです。

おなかに何か食べ物を入れないと、夜、眠れません。深夜1時にラーメンを食べたり、スナック菓子といっしょにビールを飲んだりといった生活を送るうちに、40kg台だった体重は60kgに達しました（身長は165cm）。ウエストは75cmで、下半身にもたっぷりぜい肉がつきました。

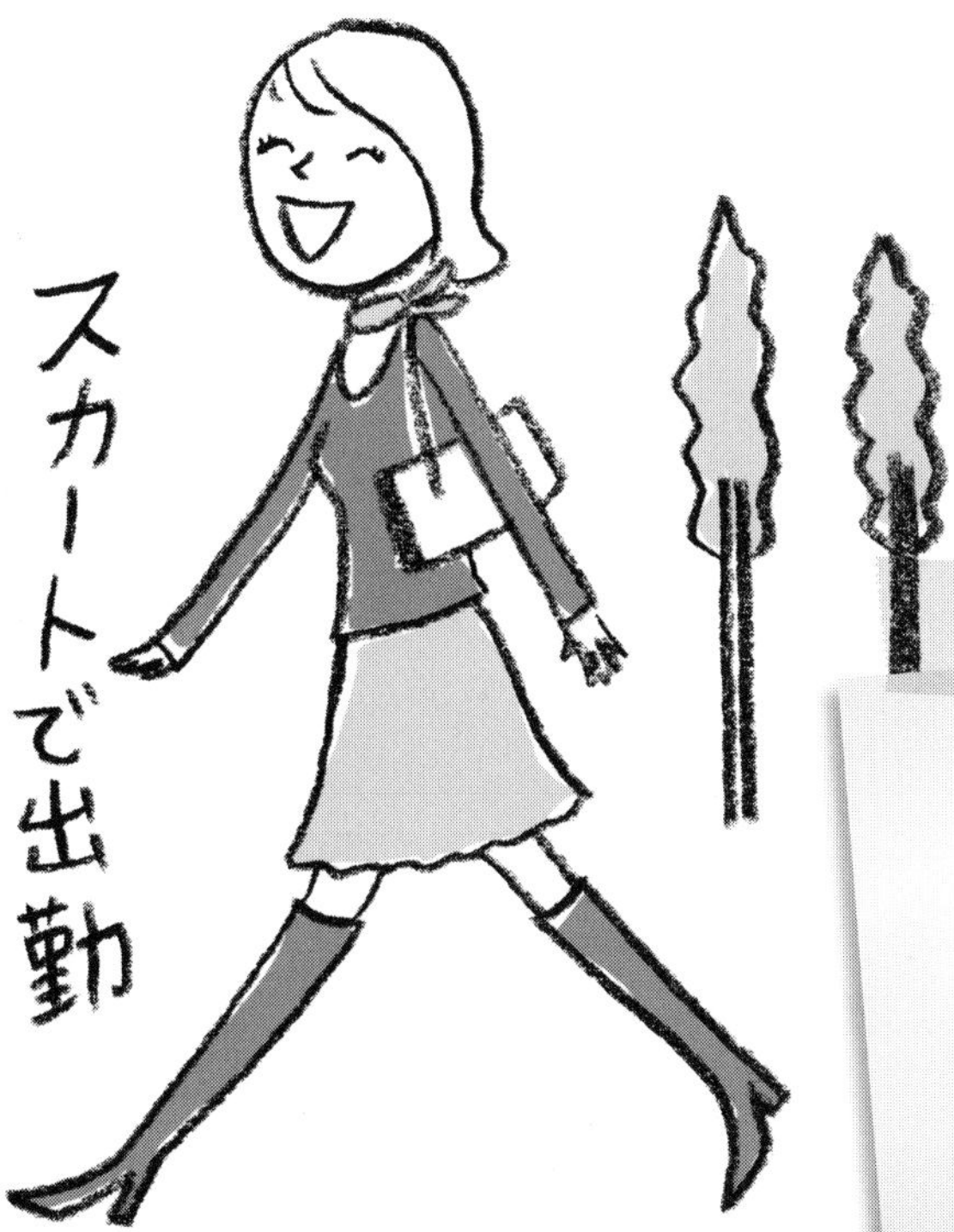

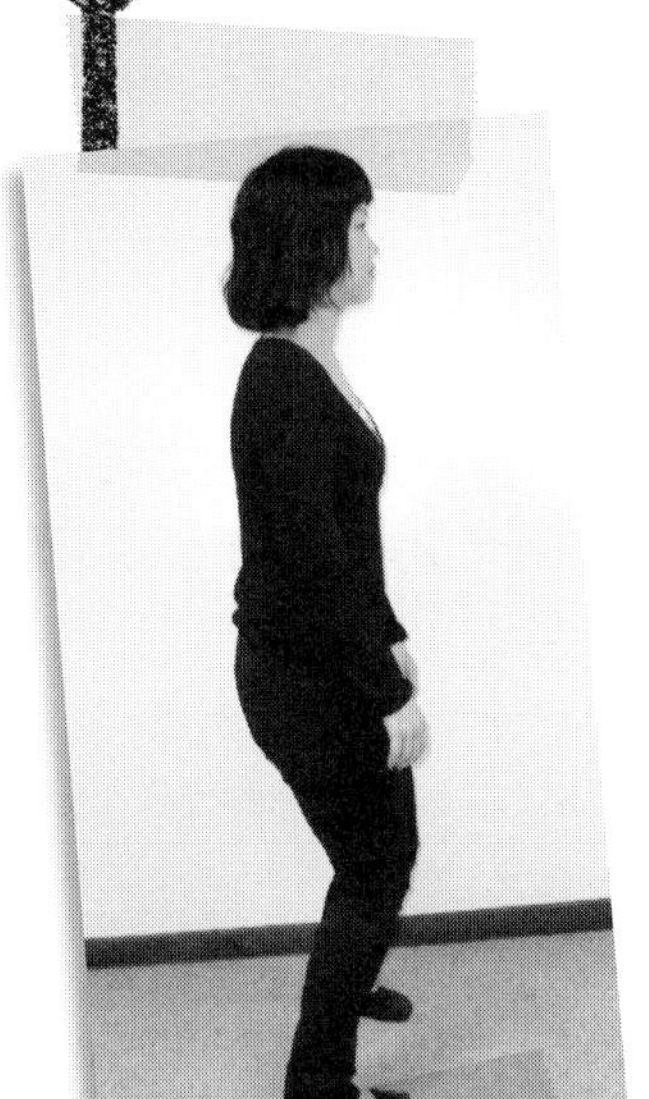

以前の私は、着る服にはそれなりのこだわりがあったのですが、体重がふえてからは望むおしゃれができません。そのうちに、おしゃれ自体に関心がなくなってしまいました。

ジムに通ったり、器具を使って運動したこともありますが、どれもめんどうになり、続きませんでした。

骨盤スクワットは、1日に1回だけで十分にやせられるといいます。これなら私でも続けられそうだと感じました。ただ、あまりにもやり方が簡単なため、教わった当初は「本当に効果があるの?」と思ったものです（やり方は12ページ参照）。

ところが、実際にやってみると、太ももの裏側など、ふだんあまり意識しない筋肉を使うのがわかりました。また、つま先を内側に向けると、思うように腰を落とせません。それでも、焦らずにできる範囲で腰を落とすように努めました。

そうやって1日に1回、お風呂上がりに骨盤スクワットを行いました。毎日行うと効果がないとのことでしたので、1週間、骨盤スクワットを続けたら、1週間休みます。

効果はすぐに実感できました。翌月の生理がびっくりするほど軽く済んだのです。いつもは1週間以上続くのに、3日でスパッと生理が終わりました。生理痛は多少ありましたが、市販の鎮痛薬で十分に耐えられるレベルでした。

足首やふくらはぎが締まり足のラインがきれいになった

体重は、始めて1ヵ月ほどたったころから少しずつ落ちていきました。4ヵ月後には7kgもへり、53kgになったのです。とくに、ウエストはグッと引き締まりました。なんと10cm減の65cm。93cmだったヒップも、89cmになったのです。おかげでズボンのサイズが一つ小さくなりました。

このころから、おしゃれへの熱意もよみがえっています。サイズを気にしないで着たいと思う服を選べるのは、やっぱりうれしいものです。

食事の好みも自然に変わりました。揚げ物やスナック菓子より、野菜スティックなどを好んで食べるようになったのです。夜食をとらなくても、夜は気持ちよく眠れます。

7ヵ月がたったいまでは、体重は50kg。10kgやせた勘定になります。ウエストは、12cm減の63cm。ヒップもさらに締まり、84cmです。

おもしろいことに、下半身は「肉質」が変わったようです。以前は、手でさわると脂肪が張って、硬かったお尻や太ももが、最近は柔らかく、しなやかな手ざわりになっていきます。

足首やふくらはぎも締まり、足のラインがきれいになりました。うれしくて、最近はスカートをよくはいています。生理痛は、いまはほとんど気になりません。痛み止めもまったく使わなくなりました。

昔と同じ40kg台の体重を目指し、今後も骨盤スクワットを続けます。

日暮里身体均整院院長
小倉誠先生のコメント

内臓が上がっておなかが引き締まる

食事の量が多い人は、食べたものの重みで内臓が下垂し、それに押し出される形で骨盤が開くようです。手塚さんも、それで骨盤が開いたのでしょう。

骨盤スクワットで骨盤を閉めると、内臓が上がりおなかが引き締まります。また、内臓が上がると体の重心も上がるため、体を動かしやすくなります。そのため自然と運動量が増し、全身の脂肪の燃焼が進むのです。食事の好みが変わったのは、内臓が本来の位置に戻ったことで、体が欲しているものが正確にわかるようになったのでしょう。

重い生理痛で悩む人の多くは、腰椎《ようつい》（背骨の腰の部分）の４番の動きが悪くなっています。生理痛が改善したのは、腰椎の４番の可動性が増したことと関係があると思われます。

骨盤スクワット
体験レポート 3

9kgやせてウエスト7cm減！骨盤スクワットで下半身が締まり演技にキレも出た

俳優・29歳
田口《たぐち》 ことみ
（仮名）

息を吐きながら行うと腰をしっかり落とせる

私は、アクロバット（軽業《かるわざ》・曲芸）を主体とした公演を行う劇団に所属しています。舞台に立つ者はみな同じですが、私も体形には気を配っていました。ところが、20代半ばを過ぎたころから、太り始めたのです。

まるで筋肉の上に脂肪が重なるような感じで、ウエストや背中、太ももが太くなりました。これはまずいと思い、夜7時以降は食べないと決めたこともあります。しかし、「食べちゃいけない」という思いがストレスとなり、長続きしませんでした。

平成19年の春には、158cmの身長に対し、体重は55kg、ウエストは64～65cmになりました。劇団の仲間たちからは、「太ったね」などといわれるようになったのです。

そんな私の危機を助けてくれたのが、「骨盤スクワット」でした。

私が小倉誠《おぐらまこと》先生と出会ったのは、その年の5月です。肩こりとギックリ腰の治療でお世話になりました。それから3ヵ月で、私の肩こりはビックリするほど改善したのです。

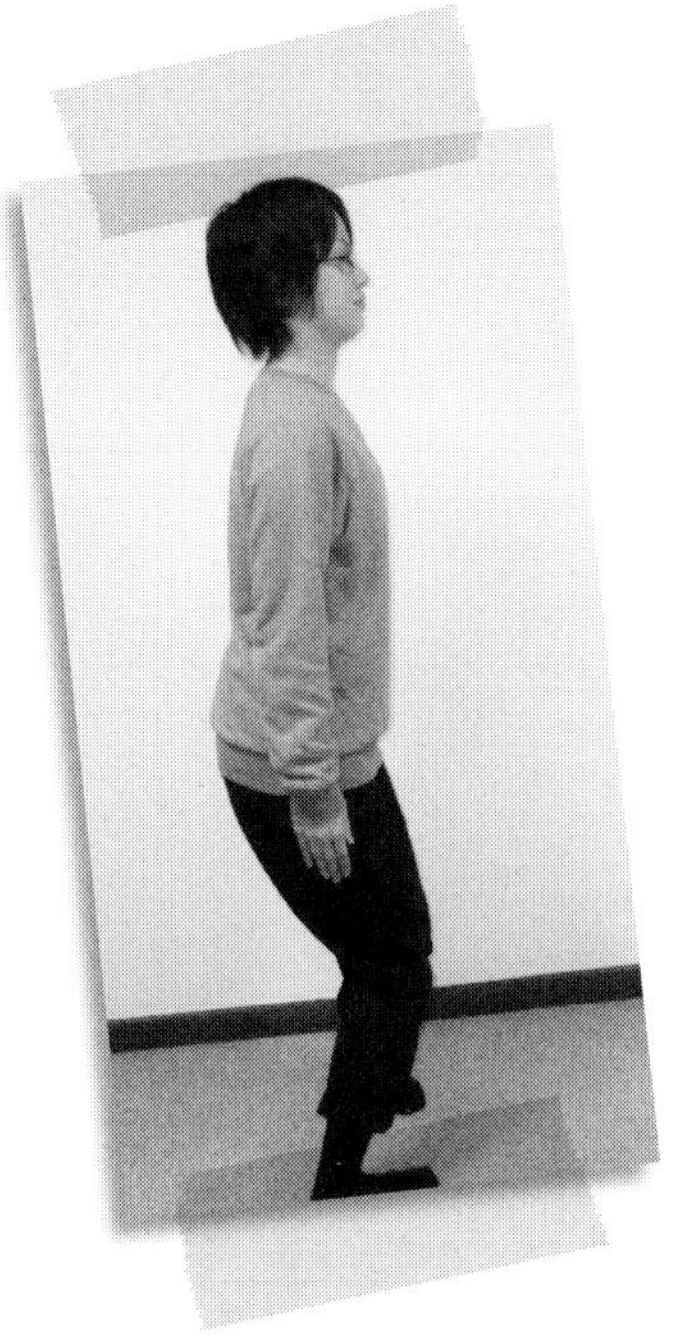

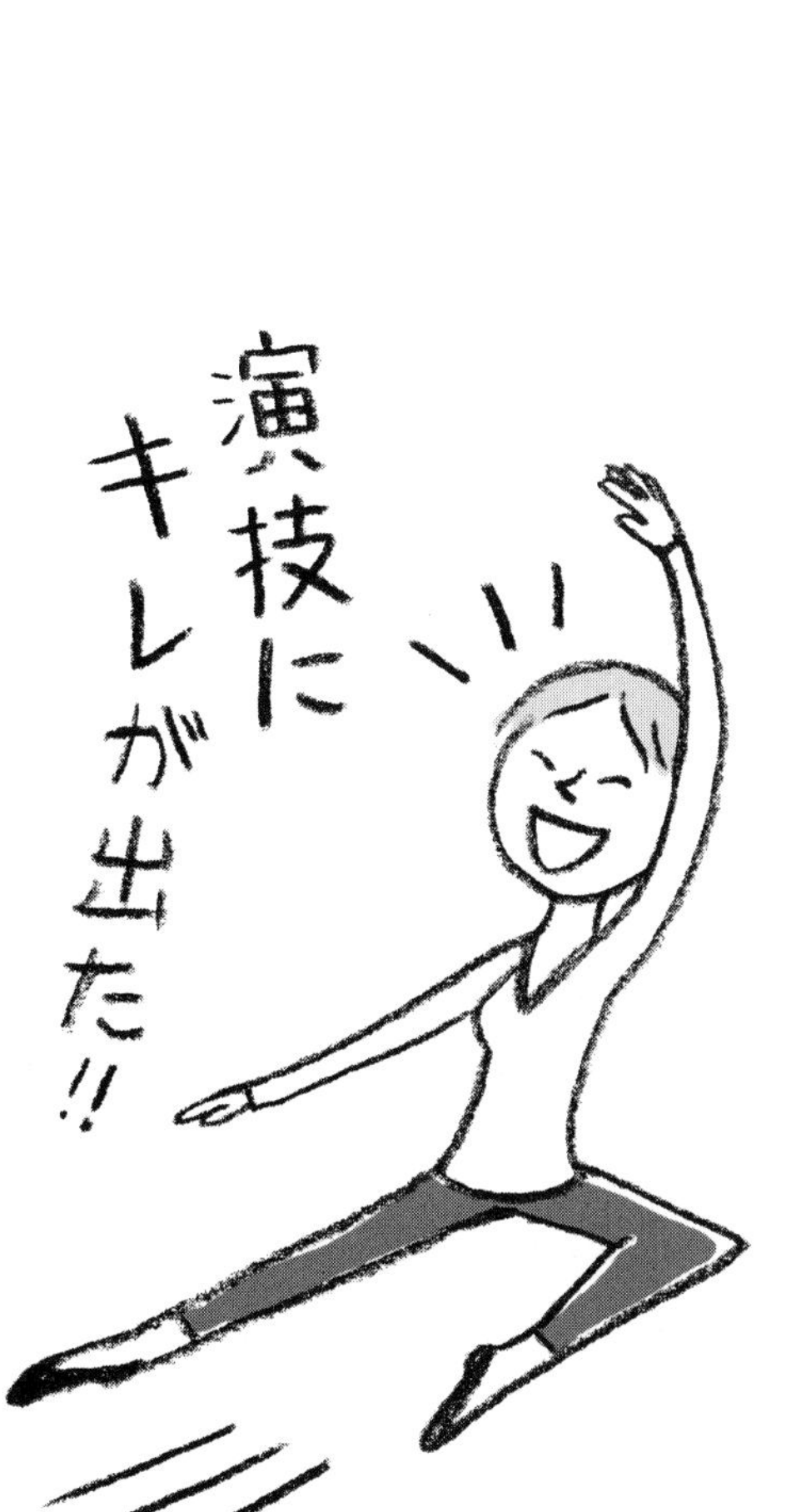

骨盤スクワットを教わったのは、8月です。骨盤スクワットは、骨盤を閉めることで、おなかまわりを引き締めるといいます。私は、日課のストレッチとあわせて、ほぼ毎日行

いました（やり方は12ページ参照）。

骨盤スクワットでは、45秒かけて腰を落とします。これが、けっこうキツイのです。太ももやお尻はプルプルふるえます。当初は20秒ほどですぐに腰を上げていましたが、何度か行ううちに、きちんと45秒かけて腰を落とせるようになりました。

後日、稽古場で劇団の仲間に骨盤スクワットを教えたのですが、みんな口をそろえて「キツイ！」といいました。骨盤スクワットは、ふだんあまり使わない筋肉を使うのかもしれません。

私の場合、息を深く吐《は》きながら行うと、腰をしっかりと落とせるようです。また、つま先を内側に向けて腰を落とすとき、太ももの外側からお尻にかけての筋肉が締まるように感じます。ひざを伸ばして体を前に倒すさいには、腰の筋肉を使うような気がしました。そこで、最初の3週間は、ギックリ腰予防のために薄いコルセットを巻きながら、骨盤スクワットを行いました。

中断しても太らない！再開するとストンとやせる

体重は、骨盤スクワットを始めてすぐに落ちています。3週間後には2kgへりました。それを先生に報告したところ、「毎日ではなく、ときどき休みを入れたほうがいい」といわれました。そこで、その後は1日おきを目安に続けています。

翌年の春には、体重は48kgまで落ちました。これは高校生のときと同じ体重です。気になっていたウエストは60～61cmになり、お尻と太ももも、うれしくなるほど引き締まりました。以前は太もものあたりがピチピチだったズボンも、スッとはけるようになっています。

体の動きもよくなり、劇団の座長には、「演技にキレが出てきた」とほめられました。成果を出せた自分に、ちょっとだけ自信がつきました。

その後は、やせすぎると体力が落ちると思い、骨盤スクワットを中断しましたが、体重、ウエストともに、大きな変化はありませんでした。

骨盤スクワットを再開したのは、その年の9月です。すると、3週間ほどでストンと1kgほどやせたのです。いまでは、体重は46kg。ウエストもさらにベルトの穴一つ分、2cmほど締まりました。

さすがにこれ以上やせるのは不安なため、いまはまた骨盤スクワットをやめています。しかし、体調は悪くなるどころか、むしろ絶好調です。以前は、ときどき手足が冷えたり、むくんだりすることがあったのですが、最近はそれもなくなりました。

先日、ひさしぶりに会った先輩から、「筋肉が落ちたの？」とたずねられました。一瞬、ドキッとしたのですが、どうやら口の悪い先輩なりに「やせた」とほめてくださったようです。

骨盤スクワットは、1日にたった3分で済みます。ストレスも感じません。手軽な体形管理法を教わったと、感謝しています。

日暮里身体均整院院長
小倉誠先生のコメント

股関節の可動性が増し動きにキレが出た

田口さんのように、もともと筋肉の量が多く、基礎代謝が高い人は、骨盤スクワットのダイエット効果が早く現れます。

動きにキレが出たのは、骨盤が閉まり、股関節の可動性が増したことと関係があるのでしょう。また、骨盤が閉まり内臓が上がると、体の重心も上がり、体を動かしやすくなります。

田口さんと同様に、腰痛や股関節痛、ひざ痛などがある人は、悪化させないよう、様子を見ながら行ってください。

骨盤スクワット
体験レポート 4

骨盤スクワットでぜい肉が消えなだらかなくびれができた！バストはアップしO脚も改善

主婦・28歳
小林《こばやし》 智子《ともこ》
（仮名）

始めて1週間で姿勢がよくなった

平成20年の夏の終わりのこと。私はよく行くブランド服専門店でとても恥ずかしい思いをしました。かわいらしい秋物のボレロジャケットを試着したとき、胸のボタンがパチーンと飛んだのです。漫画のような話ですが、飛んだボタンはかたわらに立つ店員さんの顔に当たりました。「少し太られました？」顔なじみの店員さんは、すました顔でそういったものです。

確かに、この1年で私は2kg太りました。ランチを外でとる機会がふえたせいだと思います。１５３cmの身長に対し、体重は51kg。58cmだったジーンズのウエストは、61cmになりました。太ももや二の腕も、ボリュームたっぷりです。

「いまどうにかしないと、冬物の服を楽しめない」そう思っていたときに、本当にタイミングよく『安心』10月号で「骨盤スクワット」を知りました。

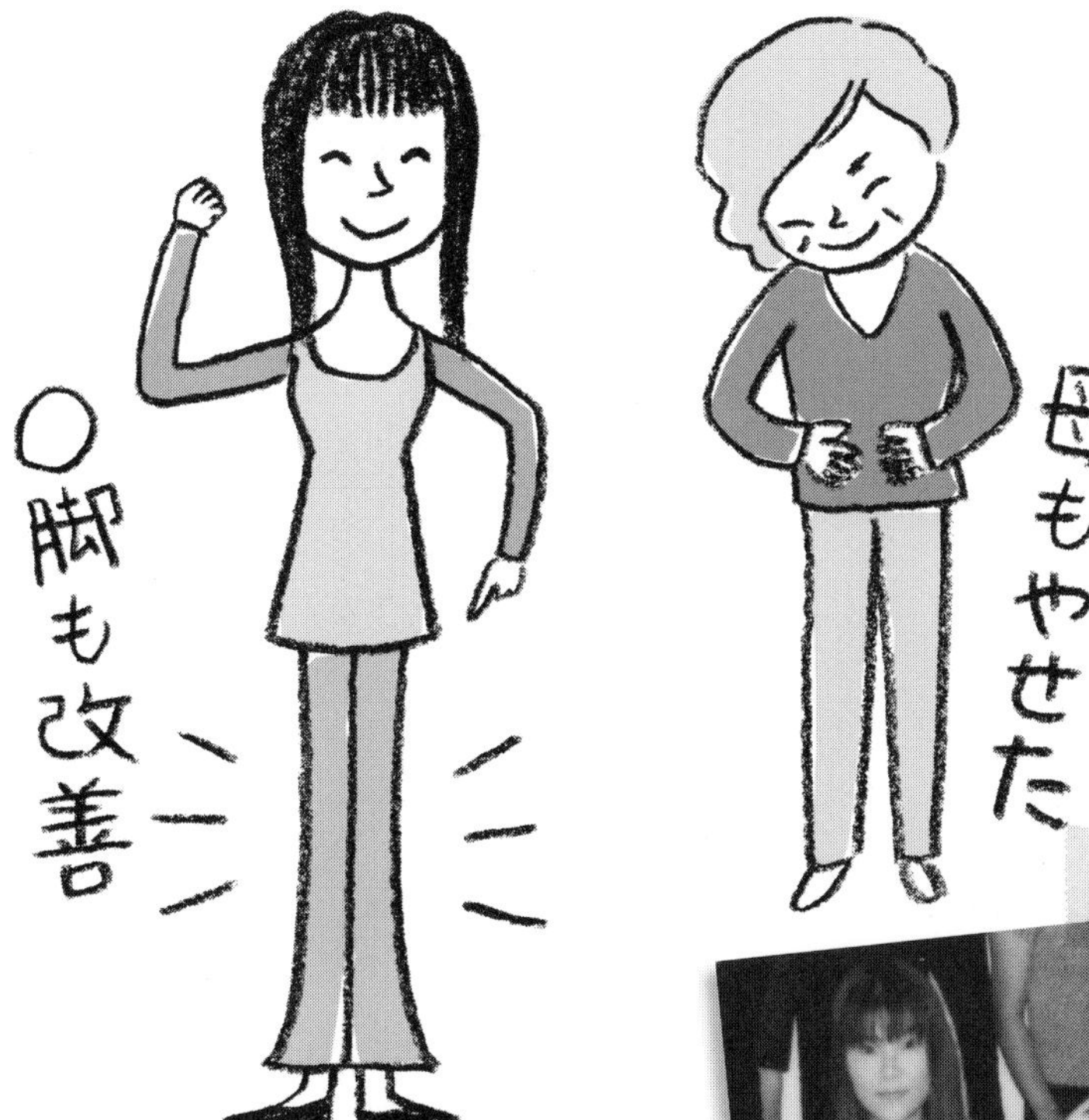

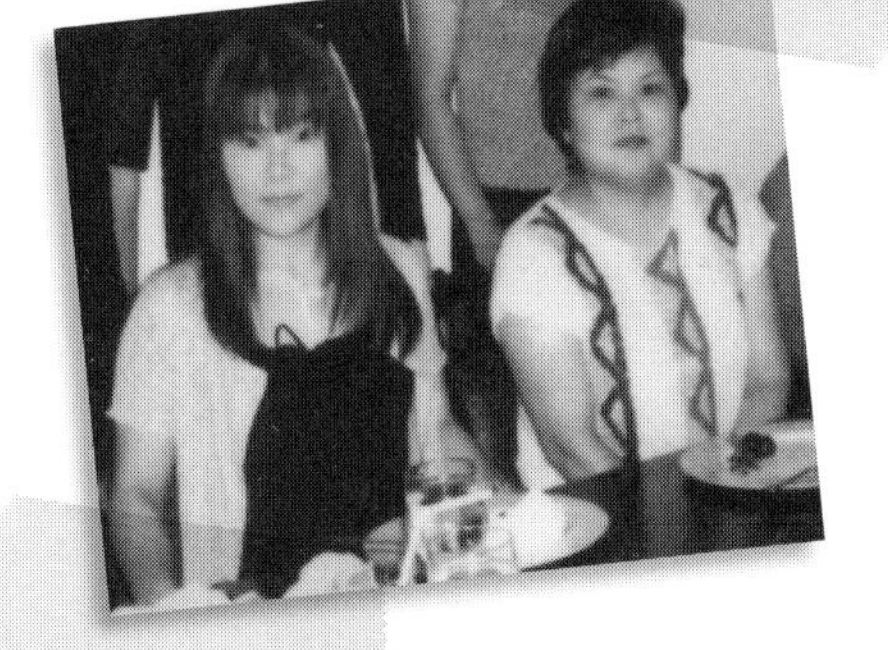

私は、朝起きた後や夜のお風呂上がりに骨盤スクワットをしています。骨盤スクワットは簡単な体操ですが、太ももやふくらはぎ、お尻の下など、たくさんの筋肉を使います（やり方は12ページ参照）。最初のうちは1日1回行うだけなのに、筋肉

がひどく疲れました。

『安心』では、骨盤スクワットは休みを入れるとよいと紹介されていたのですが、少しでも早く効果を出したかったので、私は毎日休みなく続けています。

変化は1週間で実感できました。まず、主人に「姿勢がよくなった」と指摘されたのです。私は以前、婦人科でレントゲンを撮ったときに、医師に「背骨や骨盤がゆがんでいる」と指摘された経験があります。そのせいでしょうか、昔からネコ背でした。

ほかにも、イスに座ったときに足を組まなくなりました。食事では右側の歯ばかりを使うクセがあったのですが、左側の歯も使うようになっています。

母は3kgやせて見違えるほど締まった

体重もスルスルと落ちました。始めて2ヵ月で2kg減の49kgになったのです。とくに、ウエストのぜい肉が消え、なだらかなくびれができたのには感激しました。ウエスト58cmのジーンズも、以前のようにはけるようになりました。

4ヵ月がすぎたいまでは、体重は変わらないものの、全身が引き締まっています。87cmあったバストは82cmになりました。しかし、バストトップは前よりも上がっているのです。背中のぜい肉も消え、二の腕は細くなりました。後で直してもらうつもりで購入した例の秋物のボレロジャケットも、いまはすてきに着こなせます。

もちろん、下半身もビックリするほど締まりました。ためしにいつも使っていたガードルをショーツ風の簡易タイプに変えてみたのですが、ボディラインは変わりませんでした。おもしろいことに、足のサイズも23・5cmから23cmに変わっています。

O脚も改善しました。これは、足に均等に体重をかけられるようになったためだと思います。以前の私は、靴の裏は外側と後ろ側ばかりがすりへっていました。しかし、最近は全体が均等にすりへるのです。

夜寝るときの体勢も変わっています。以前は体の右側を下にしないと眠れなかったのですが、上を向いて寝られるようになったのです。そのせいでしょうか、不眠ぎみだったのに、いまは毎晩熟睡できます。

ほかにも、生理痛が消えたり、冷え症が治ったり、肌の調子が整ったりと、変化は数え上げたらきりがありません。短期間で体がこれほど変わるとは、思いもしませんでした。

私のすすめで骨盤スクワットを始めた母も、見違えるほど体が引き締まっています。C型肝炎を患う母は、病気で代謝が落ちたせいか、何をやってもやせないとなげいていました。その母が3kgもやせたのです。「おなかが別の生き物のようだ」と、母も驚いていました。

うれしい変化をたくさんくれた骨盤スクワットに、感謝しています。

日暮里身体均整院院長
小倉誠先生のコメント

骨盤のゆがみが直ると、背骨のゆがみも改善する

靴の裏の外側と後ろ側ばかりがすりへるのは、骨盤が開いている人によく見られる特徴です。また、私の経験ではO脚の方の7割は骨盤が開いています。直接、体を見ていないので正確にはわかりませんが、小林さんはおそらく骨盤が大きく開き、ゆがんでいたのでしょう。

骨盤のゆがみが直ると、骨盤の上にある背骨のゆがみも改善します。バストトップが上がったのは、姿勢が正され、胸骨がきちんと前に出るようになったためと思われます。

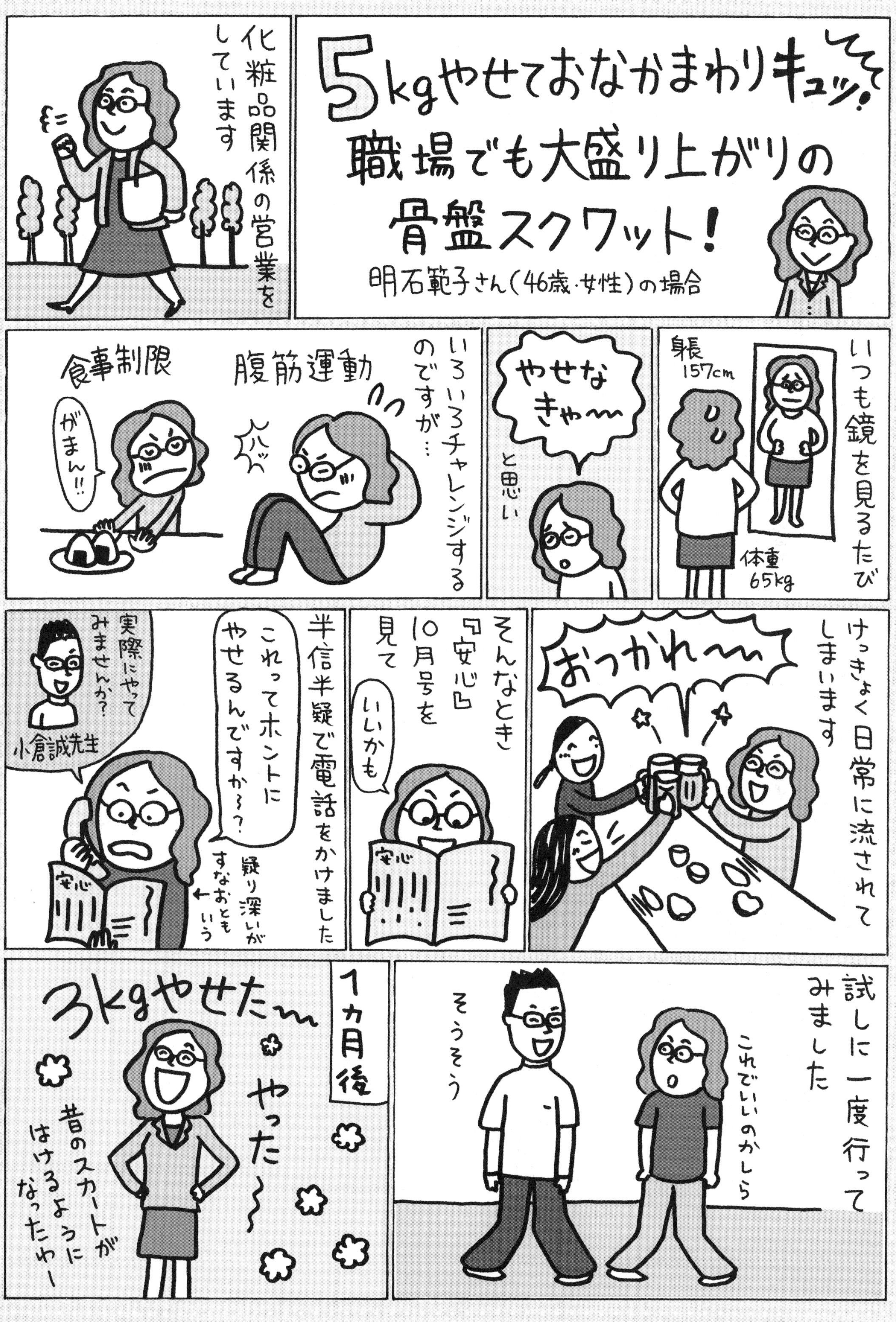
5kgやせておなかまわりキュッ!
職場でも大盛り上がりの骨盤スクワット!
明石範子さん(46歳・女性)の場合
化粧品関係の営業をしています
いつも鏡を見るたび
身長157cm
体重65kg
やせなきゃ〜
と思い
いろいろチャレンジするのですが…
腹筋運動
ハッ
食事制限
がまん!!
けっきょく日常に流されてしまいます
おつかれ〜
そんなとき『安心』10月号を見て
いいかも
安心
半信半疑で電話をかけました
これってホントにやせるんですか〜?
疑り深いがすなおともいう
実際にやってみませんか?
小倉誠先生
安心
試しに一度行ってみました
そうそう
これでいいのかしら
1カ月後
3kgやせた〜
やった〜
昔のスカートがはけるようになったわ〜

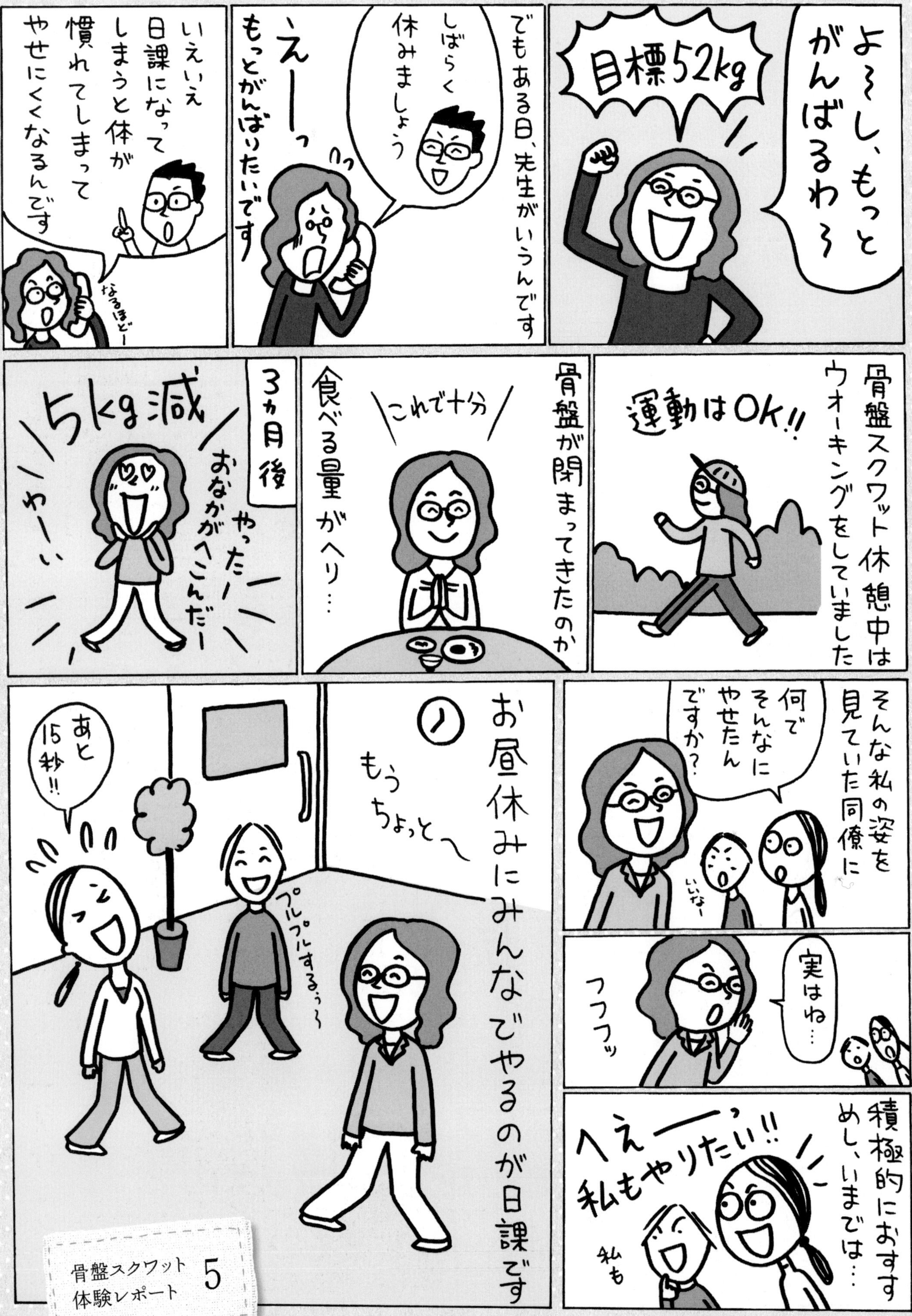
よ〜し、もっとがんばるわ〜
目標52kg
でもある日、先生がいうんです
しばらく休みましょう
えーーっもっとがんばりたいです
いえいえ日課になってしまうと体が慣れてしまってやせにくくなるんです
なるほどー
骨盤スクワット休憩中はウォーキングをしていました
運動はOK!!
骨盤が閉まってきたのか
食べる量がへり…
これで十分
3ヵ月後
5kg減
やったー！おなかがへこんだー
やーい
そんな私の姿を見ていた同僚に
何でそんなにやせたんですか？
いいなー
実はね…
フフフッ
積極的におすすめし、いまでは…
へえーー、私もやりたい!!
私も
お昼休みにみんなでやるのが日課です
もうちょっと〜
あと15秒!!
プルプルする〜〜

骨盤スクワット体験レポート 5

骨盤スクワット体験レポート 6

骨盤スクワットで太ももが引き締まりヒップもアップ！生理痛も一掃し薬もいらない

アルバイト・31歳
鈴川《すずかわ》 玲《れい》
（仮名）

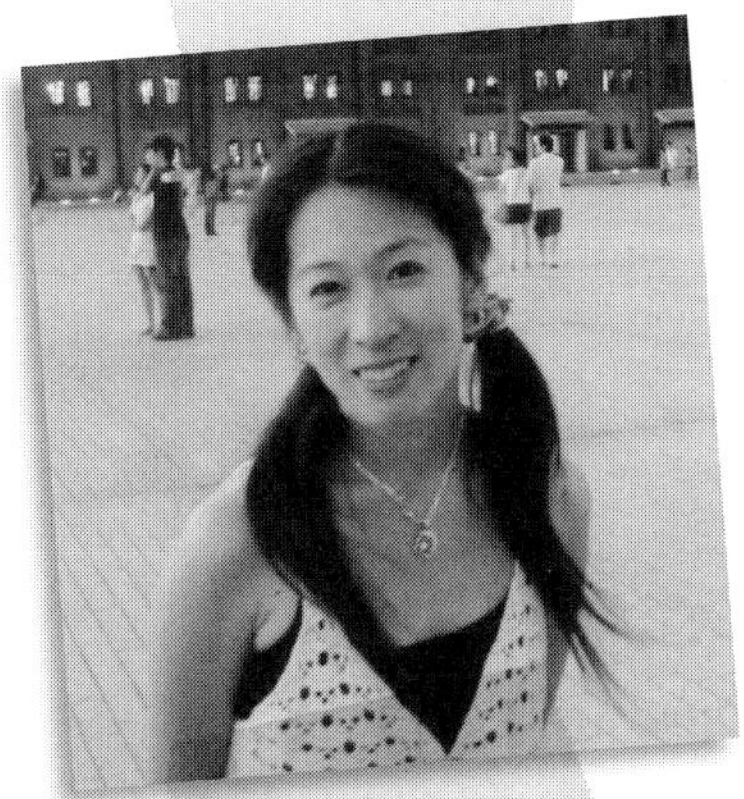

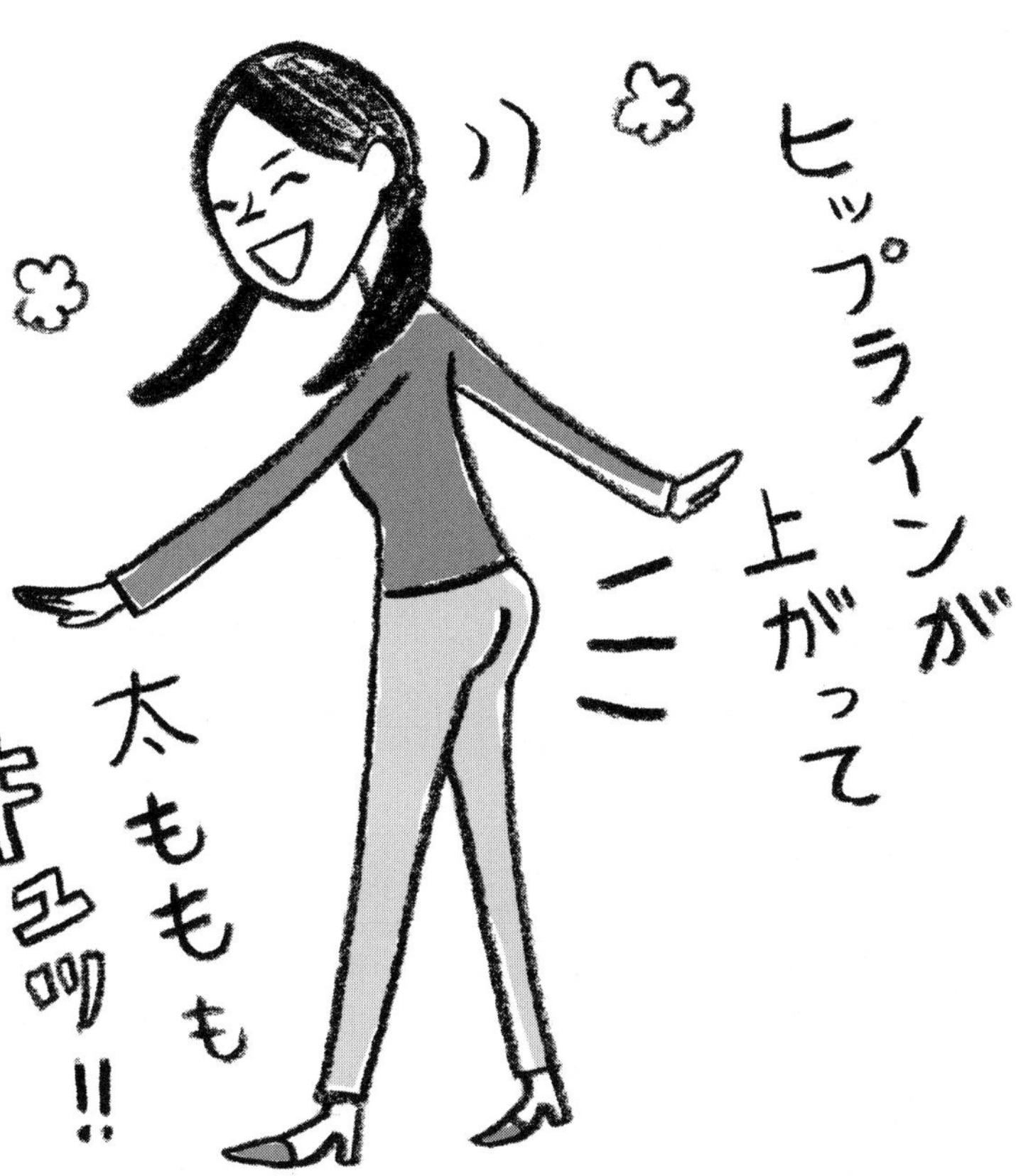

壁に手をついて体を支えながら行った

私は平成20年の『安心』12月号を読んで「骨盤スクワット」を始めました。始めたいちばんの理由は、とにかく簡単そうだったからです。骨盤スクワットは1日にたった1回行うだけで、コワいほどやせるといいます。「これなら自分でも続けられる」と思いました。

私は以前、ダイエットのために水泳やエアロビクスの教室に通ったことがあります。しかしどれも途中でめんどうになり、長続きしませんでした。そのため、体重、体脂肪率は年々ふえる一方だったのです。

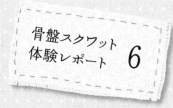

気づけば体重は51kg（身長は160cm）、体脂肪率は25・2%。とくに、太ももなど下半身にたっぷりとぜい肉がつきました。高校生のときもポッチャリとしていた私は、人前でスカートのホックを壊してしまったという恥ずかしい思い出があります。そのころよりも太ってし

まったのです。

さすがに「これはマズイ」という危機感がつのりました。骨盤スクワットを知ったのはそんなときです。

私は朝に1回、できなかったときは昼に骨盤スクワットを行いました。実際にやってみると、骨盤スクワットは意外にきついものでした(やり方は12ページ参照)。

まず、つま先を外側に向けて腰を落とすと、太ももの外側がプルプルとふるえます。つま先を内側に向けて腰を落とすときには、ひざの周囲にすごく力が入ります。足を伸ばして上体を前に倒すときには、気を抜くと前につんのめってしまいそうです。

『安心』の写真では、モデルさんは簡単そうにやっていたのに、大違いだ」となげきました。きっと、骨盤スクワットはふだん使わない筋肉を使うのでしょう。そこで、当初は壁などに手をつき、体を支えながら行いました。

また、下半身に集中すると上半身にムダな力が入ります。そのため、上半身は常にリラックスするように心掛けました。

「ハリが出てきた」と主人がほめてくれた

骨盤スクワットは、1週間続けたら次の4日間は休みます。そんなペースで続けたところ、1～2週間ほどで太ももが締まったのがわかりました。太もものあたりでつかえてはけなかったズボンが、すんなりと入るようになったのです。

骨盤スクワットを始めて1ヵ月がすぎたいまでは、ウエストも締まった気がします。サイズは測っていないので正確にはわかりませんが、自分では2cmは細くなったように感じます。

体重は、骨盤スクワットを始める前とほとんど変わっていません。しかし、体脂肪率は約5%へって20・3%になりました。きっと脂肪が燃えて、筋肉がふえたのでしょう。

うれしいのは足のラインが変わったことです。ピチピチだった9号のズボンもカッコよくはけるようになりました。ヒップラインも、わずかですが上がったように見えます。

生理痛が軽くなったのもうれしい変化でした。

私は昔から、生理のたびにひどい生理痛に悩まされていました。生理の1～2日めは、いつも痛み止めを飲んでいたのです。しかし、骨盤スクワットを始めてからは、痛み止めを飲んでいません。体が引き締まったのも、もちろんうれしいのですが、生理痛が軽くなったのには感謝しました。

先日、主人が私の太ももをさわりながら「ハリが出てきた」といってくれました。まだ始めて1ヵ月ですが、このまま骨盤スクワットを続ければ体はもっと変わる、という予感があります。

日暮里身体均整院院長
小倉誠先生のコメント

骨盤周辺の緊張が取れ生理痛が改善した

骨盤スクワットでは、腰まわりや足などのラインが変わる人が少なくありません。これは骨盤が閉まった証拠。鈴川さんも続ければ、体重は落ちるはずです。ウオーキングなどをあわせて行って基礎代謝を上げれば、体重は落ちやすくなります。

生理痛で悩む人の多くは、腰椎《ようつい》(背骨の腰の部分)の4番の動きが悪くなっています。腰椎の4番は、生殖器と関連が深い椎骨です。鈴川さんの生理痛が改善したのは、骨盤スクワットで骨盤周辺の筋肉の緊張が取れ、腰椎4番の可動性が増したためと思われます。

骨盤スクワット
体験レポート 7

骨盤スクワットで夫婦で15kg減！腰痛が改善し主人は顔もウエストも細くなった

保育士・34歳
林田《はやしだ》 恭子《きょうこ》
（仮名）

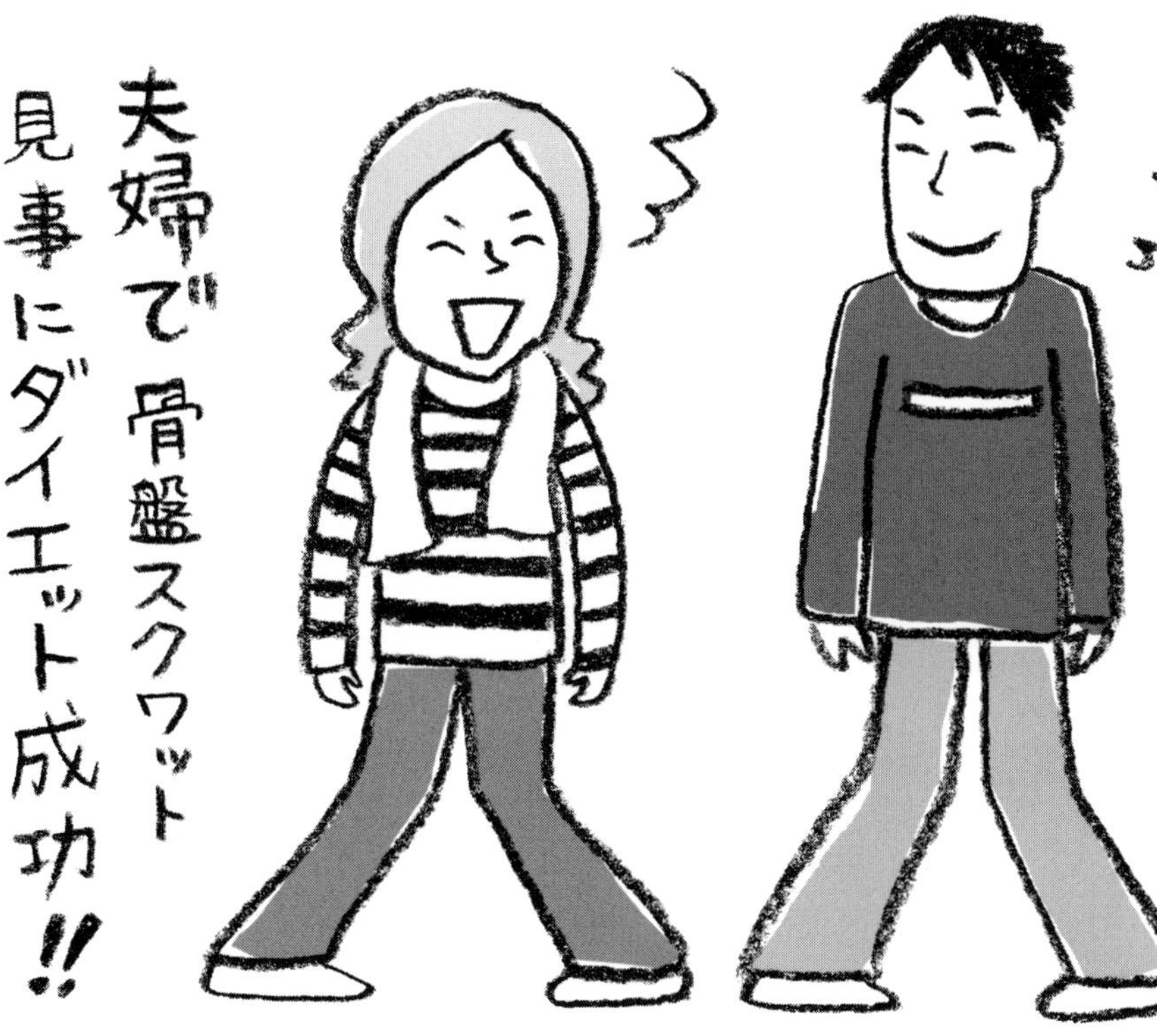
夫婦で骨盤スクワット
見事にダイエット成功!!

6kgやせて9号のスーツが着られた

保育士という仕事柄、私は昔から腰痛に悩まされていました。主人も腰痛持ちで、夫婦そろって4〜5年ほど前から日暮里《にっぽり》身体均整院でお世話になっています。

「骨盤スクワット」は、そこで小倉《おぐら》誠《まこと》先生に教わりました。それが、いまから2年ほど前の話です。

骨盤スクワットは、開いた骨盤を閉めてゆがみを取ることで、やせるといいます。腰痛もらくになるとの話でしたので、夫婦で始めてみました。

それ以前の私たちは、とくにダイエットに強い関心があったわけではありません。結婚後、確かに二人とも体重はふえています。

当時、私の体重は60kg弱（身長は158cm）、主人は70kg強（身長は1

70cm）はあったでしょうか。それでも、たまに食事の量を控えたり、テレビで芸能人が紹介する体操をおもしろ半分に試したりする程度で、真剣にダイエットを考えていたわけではありません。

そんな調子でしたから、せっかく教わった骨盤スクワットも、まじめにやらないおそれがあります。そこで、毎晩、寝る前に、夫婦二人でいっしょに行うことにしました（やり方は12ページ参照）。

骨盤スクワットは、実際にやってみると、足腰の筋肉を思った以上に使うのがわかります。でも、それで腰痛や筋肉痛などの痛みが生じたことはありません。

効果は、意外なほど早く現れました。始めて2～3ヵ月ほどで、保育園の同僚やお母さんたちに「やせたでしょ」といわれるようになったのです。あらためて体重を量ると、6kgもやせているではありませんか。自分でも、「ええっ?」と驚いてしまいました。

ウエストサイズは、もともと測っていないのでわかりませんが、絶対に細くなったと思います。太って着られなくなっていた、昔の9号のスーツも着ることができました。骨盤スクワットをする前の私は、11号のスーツでもややきつく感じていたのですから、間違いありません。

主人は9kgやせてズボンがゆるゆる

主人にも大きな変化がありました。70kg強あった体重が、なんと3ヵ月で61kgになったのです。

ウエストも細くなりました。ややきつかったウエスト76cmのズボンのウエスト部分に、こぶしが一つ、すっぽりと入るようになったのです。顔も、ほおのあたりがスッキリと引き締まりました。

その後、毎日コツコツと骨盤スクワットを続けた、といいたいところなのですが、実はそのあとすぐ、私の妊娠がわかり、用心のため骨盤スクワットをやめています。主人も、同時にやめてしまいました。

出産してからも、子供の世話で二人ともバタバタしているため、最近は思い出したときに行う程度です。それでも、体重は54～55kgで安定しています。

主人も、61kg前後で、変わりはないといいます。ちなみに主人のウエストは、現在73cmのズボンがゆるいという状態です。

腰痛も、夫婦ともにずいぶんとらくになりました。とくに私は、妊娠中、腰痛が悪化するのではと恐れていたのですが、心配するほど痛みは出ませんでした。

夫婦二人ともこんな調子で、特別熱心にダイエットに励んだわけではありません。それでもやせたのが、なんだか不思議な感じです。

日暮里身体均整院院長
小倉誠先生のコメント

下垂した内臓が上がり おなかが引き締まる

骨盤スクワットで骨盤を閉めると、下垂していた内臓が上がり、おなかが引き締まります。同時に、体の重心も上がるため、体を動かしやすくなり、自然と運動量がふえます。骨盤スクワットで、おなかまわりを中心に全身が引き締まるのは、このためです。

人によって程度に差はありますが、骨盤スクワットで一度、骨盤を閉めると、骨盤は閉まった状態でクセがつき、開きにくくなります。林田さんご夫婦が、骨盤スクワットを短期間続けただけで、いまだに体重、ウエストサイズを維持できているのは、このためです。

なお、骨盤スクワットは、女性の場合、子宮《しきゅう》を圧迫する筋肉の緊張をとるなど、妊娠のための好条件を整えます。

骨盤スクワット体験レポート 8

骨盤スクワットで体重9kg ウエスト7cm減！ 顔も引き締まってズボンはブカブカ

会社員・39歳
青田《あおた》 典之《のりゆき》
（仮名）

思い出したときに1日1回行った

私はここ数年、腰痛で悩んでいました。いま思えば、急に太ったのがいけなかったのでしょう。若いころは55〜56kgだった体重が、ここ数年で66〜67kgに達していたのです（身長は165cm）。

原因は、運動不足と、仕事の都合で不規則になりがちな食生活です。おなかまわりも太くなり、今年の初めには、ウエストは84cmになっていました。

ただ、体重に関しては、さほど気にしていたわけではありません。もちろん、ダイエットをするつもりも、まったくありませんでした。

そんな私に対し、「やせれば、腰痛が軽くなるから」と、小倉《おぐら》誠《まこと》先生が「骨盤スクワット」をすすめてくださいました。

先生のお話によると、骨盤スクワットは骨盤を閉める動作だといい

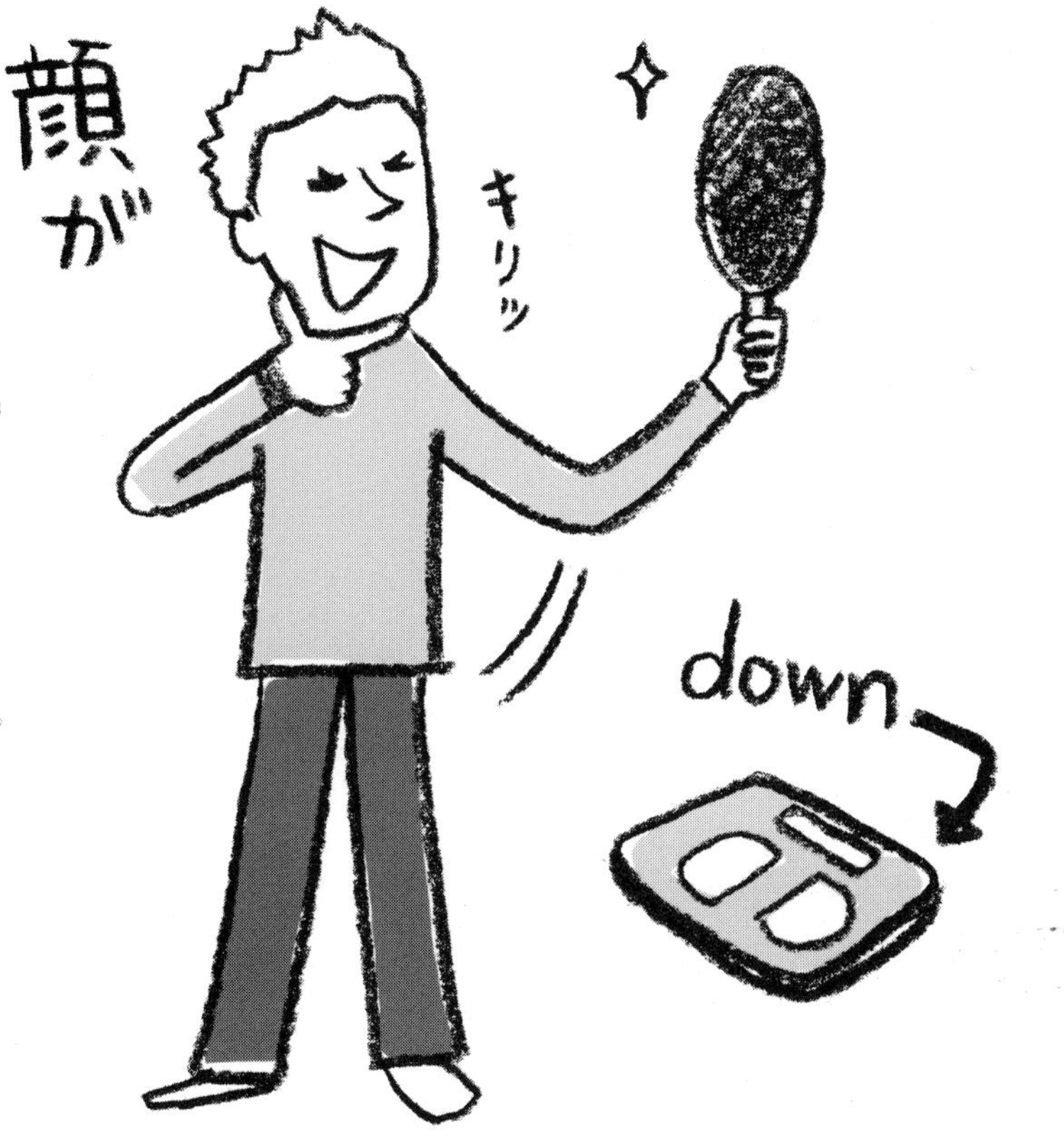

ます。骨盤を閉めると、おなかまわりを中心に体が引き締まるとのことでした。実際に、これでやせた人も多いといいます。そこで私も、試しに骨盤スクワットを始めることにしたのです。

骨盤スクワットのやり方は、とても簡単です（やり方は12ページ参照）。

まず、両足を肩幅に開いて立ち、つま先をできるだけ外側に向け、腰を40秒以上かけてゆっくりと落とし、ゆっくりと戻します。次に、つま先を内側に向けて同じように腰を落としたら、最後は、足はそのままで、体をゆっくりと前に倒します。

たったこれだけの動作なのですが、実際にやってみると、意外に力を使うのがわかります。私の場合、とくに足のつけ根に力が入るのがわかりました。腰を落とすと、太ももがプルプルと震えます。

当初は、やればやるだけやせるだろうと思い、1日に何度も行っていました。しかし、先生は「1日1回でいい」とおっしゃいます。

また、続けて行うのも、かえって効果が出ないとのことでした。そこで、毎日続けて行うのではなく、思い出したときに、1日1回だけ行うように、変更したのです。

数年来の腰痛もらくになった

「やせてきたのかな？」と気づいたのは、始めて2ヵ月ほどたったころでした。ベルトの穴を詰めないと、ズボンがゆるくてはけなくなったのです。

3ヵ月めに体重を量ってみたところ、58～59kgまでやせていました。以前より9kgほどやせたのです。84cmだったウエストも、7cm減の77cmになりました。ズボンは2サイズのダウンです。いままでのズボンはどれもブカブカになったため、新調しました。

骨盤スクワットを始めて4ヵ月が過ぎたいまでも、体重、ウエストのサイズは変わりません。

また、自覚はないのですが、顔も引き締まったようです。ひさしぶりにあった友人から、「やせた？」とたずねられたこともあります。

最近は、胃まで小さくなったような気がします。夕食時のごはんのおかわりもなくなりました。お酒の量も、以前よりへった気がします。

腰痛も、最近はさほど気になりません。疲れがたまると、まだ多少痛むこともありますが、以前よりはずっとらくです。これも、体重が落ちたおかげでしょうか。

毎日熱心に続けたわけでもないのに、どうして体がこんなに変わったのか、自分でも不思議でなりません。

これからも、腰痛予防と体形維持のため、骨盤スクワットを続けるつもりです。

日暮里身体均整院院長
小倉誠先生のコメント

回数をふやしても効果は変わらない

骨盤スクワットは1日1回行えば十分です。回数をふやしても効果は変わりません。

青田さんは、40秒以上かけてゆっくりと腰を落とし、ゆっくりと腰を元に戻しているとのことですが、腰を元に戻す時間は15秒以上であれば問題はありません。骨盤周辺の筋肉に対し、より大きな負荷を与えたい場合は、1分間かけて、じっくりと腰を落とすとよいでしょう。

青田さんは、骨盤スクワットを始めてから胃が小さくなったと感じているようですが、本当に胃の容量が小さくなったのかもしれません。下垂により弛緩し、ゆるんでいた胃も、骨盤スクワットで本来の位置に戻れば、引き締まります。いまの食事の量は、青田さんの内臓が求める適量なのでしょう。

骨盤スクワット体験レポート 9

週1kgペースで7kg減！骨盤スクワットで段々腹が解消しウエストも4㎝やせた

介護ヘルパー・42歳

小西《こにし》 宏美《ひろみ》（仮名）

食後に感じていた胃のむかつきも一掃

介護ヘルパーは、体力だけでなく、何かと気をつかうことも多い仕事です。そのため、私はストレスがたまると、甘いものを口にするクセがついてしまいました。おかげで体重はどんどんふえ、去年の秋には154㎝の身長に対し、55㎏になっていたのです。

とくに、ウエストにはたっぷりとぜい肉がつきました。ウエストのサイズは68㎝。座ると、おなかにぜい肉の段々ができたものです。このころには、おなかのぜい肉で胃が圧迫されるため、食後、胃がむかつくようになっていました。

これではいけないと思い、水泳を始めたこともあります。しかし、さほど効果を感じず、時間に余裕もなかったため、長続きしませんでした。

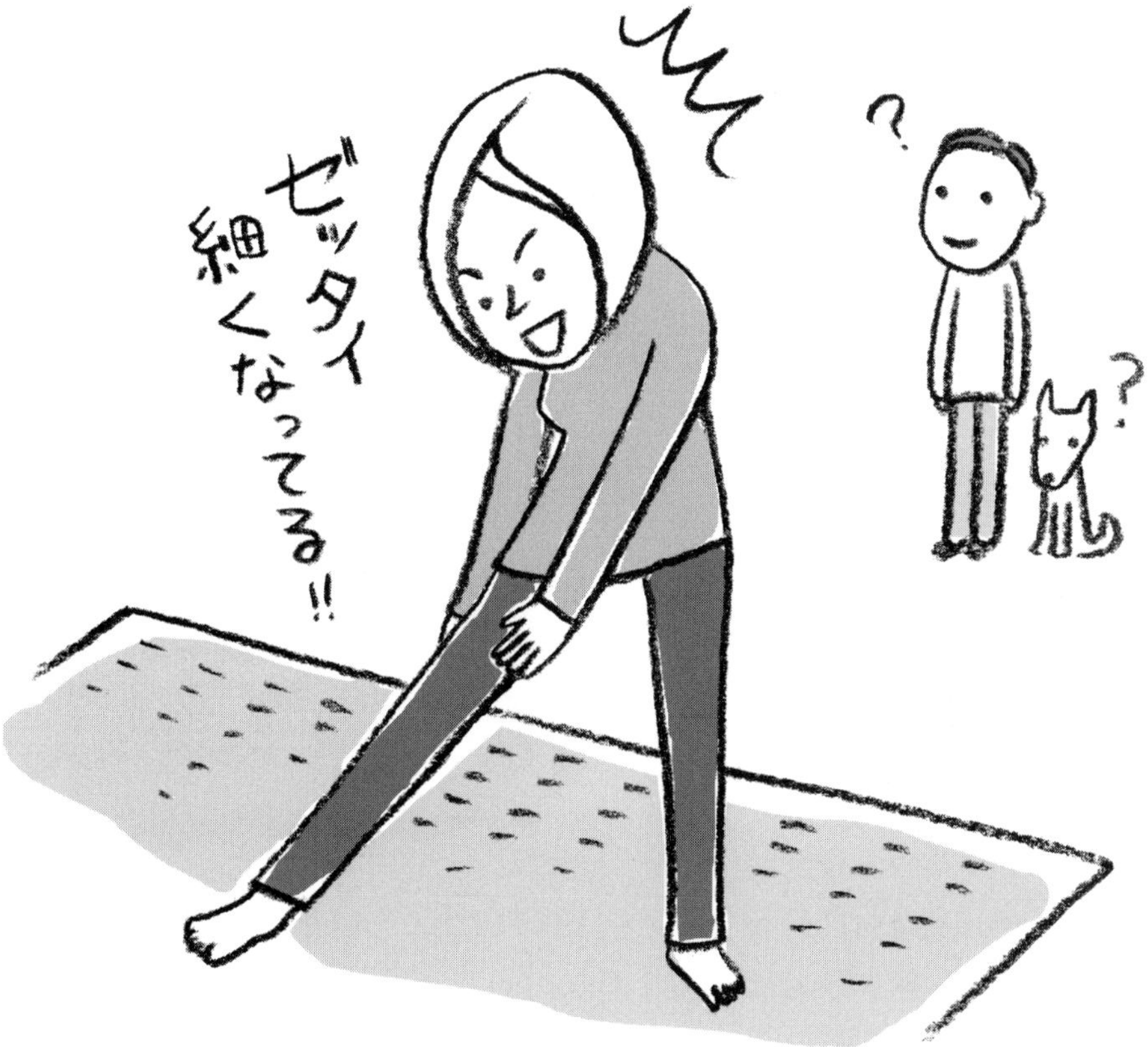

そこで、平成19年の10月、腰痛治療で通っていた日暮里《にっぽり》身体均整院の小倉誠《おぐらまこと》先生に相談したのです。

先生は、気功法で基礎代謝（安静時に消費するエネルギー）を上げてくださいました。それと同時に、「自宅で行うように」と、「骨盤スクワット」を教えてくれたのです。

骨盤スクワットは、骨盤を閉めることでウエストのぜい肉を取るといいます。私は1日1回、夜寝る前に行いました。

骨盤スクワットのやり方は、簡単です（やり方は12ページ参照）。初めに、つま先を外側にしっかりと向けて立ち、45秒かけて腰を下ろし、15秒かけて戻します。次に、つま先を内側に向けて、やはり45秒かけて腰を下ろし、15秒かけて戻します。最後に、足はそのままで、体を15秒かけて前に倒し、ゆっくりと戻すのです。

腰を下ろすときは、45秒という時間が長く感じられました。腰やおなかをグッと引き締めていないと、すぐに体のバランスがくずれてしまいます。太ももなどの筋肉も、よく使っている気がします。そのため、最初のころは骨盤スクワットを終えると、いつもぐったりとしていました。

変化はすぐに表れました。まず、骨盤スクワットを始めて1週間で、体重が0・5kg落ちています。

その後も1週間に1kgのペースでとんとんと体重は落ち、2ヵ月で7kg減の48kgになったのです。これには、自分でもビックリしました。

そんな私を見て、周囲も「やせた？」と驚いていました。自分では、とくにウエスト部分が細くなったような気がします。段々を作っていたおなかのぜい肉が消え、胃のむかつきもなくなりました。ウエストサイズは、4cm減の64cmになっています。

1サイズ小さい服を着られるようになった

また、サイズを測っていないので正確な変化はわかりませんが、太ももまわりも確実に細くなっています。いままできつかったジーンズに、スッと足が入るようになりました。

最近は、骨盤スクワットは毎日はしていません。それでも、体重、ウエストサイズとも変わりはありません。

体が軽くなったせいか、骨盤スクワットも、当初ほど疲れを感じずにできます。らくに早く体を動かせるため、仕事でも、「よっこらしょ」という言葉を使わなくなりました。

体が軽くなると、心も軽くなるようです。1サイズ小さな服を着られるようになり、女性としての自信もつきました。うれしくて、先日もつい、新しいスカートを買ってしまいました。

体と心が軽やかになったのは、骨盤スクワットのおかげだと感謝しています。

日暮里身体均整院院長
小倉誠先生のコメント

筋肉に刺激を与えて セルライトも解消する

骨盤の形は、正面から見たときにハート形をしているのが理想です。しかし、骨盤が開くとハート形がゆがみ、長方形に近くなります。この状態では、骨盤と接する大腿骨の角度が変わるため、足が横に張り出します。

骨盤スクワットは骨盤をハート形に戻すことで、足の位置を正します。これだけで、太ももの太さは1～2cmほど変わります。筋肉を刺激するため、セルライトの解消も期待できます。

骨盤スクワット
体験レポート 10

6kgやせておなかまわりの肉の浮き輪を一掃！ヒップも上がった骨盤スクワット

会社員・33歳
坂尾《さかお》 佐知子《さちこ》

休み休みやっても体重は順調に落ちた

私はもともと筋肉質で、おなかも締まっていたほうでした。それが、30歳を過ぎたころから、おなかが少しずつたるんできたのです。

以前は、ビキニの水着も堂々と着こなしていたのに、気がつけば、おなかまわりに「肉の浮き輪」ができていました。彼氏にふざけ半分で、つままれてしまったこともあります。当時の体重は57kg（身長は156cm）、ウエストは怖くて測れませんでした。

食事制限をしても、体はちっとも引き締まりません。運動は、したくても時間が取れませんでした。どうしたものかと思っていたとき、腰痛治療でお世話になっていた日暮里《にっぽり》身体均整院で、「骨盤スクワット」を教わったのです。

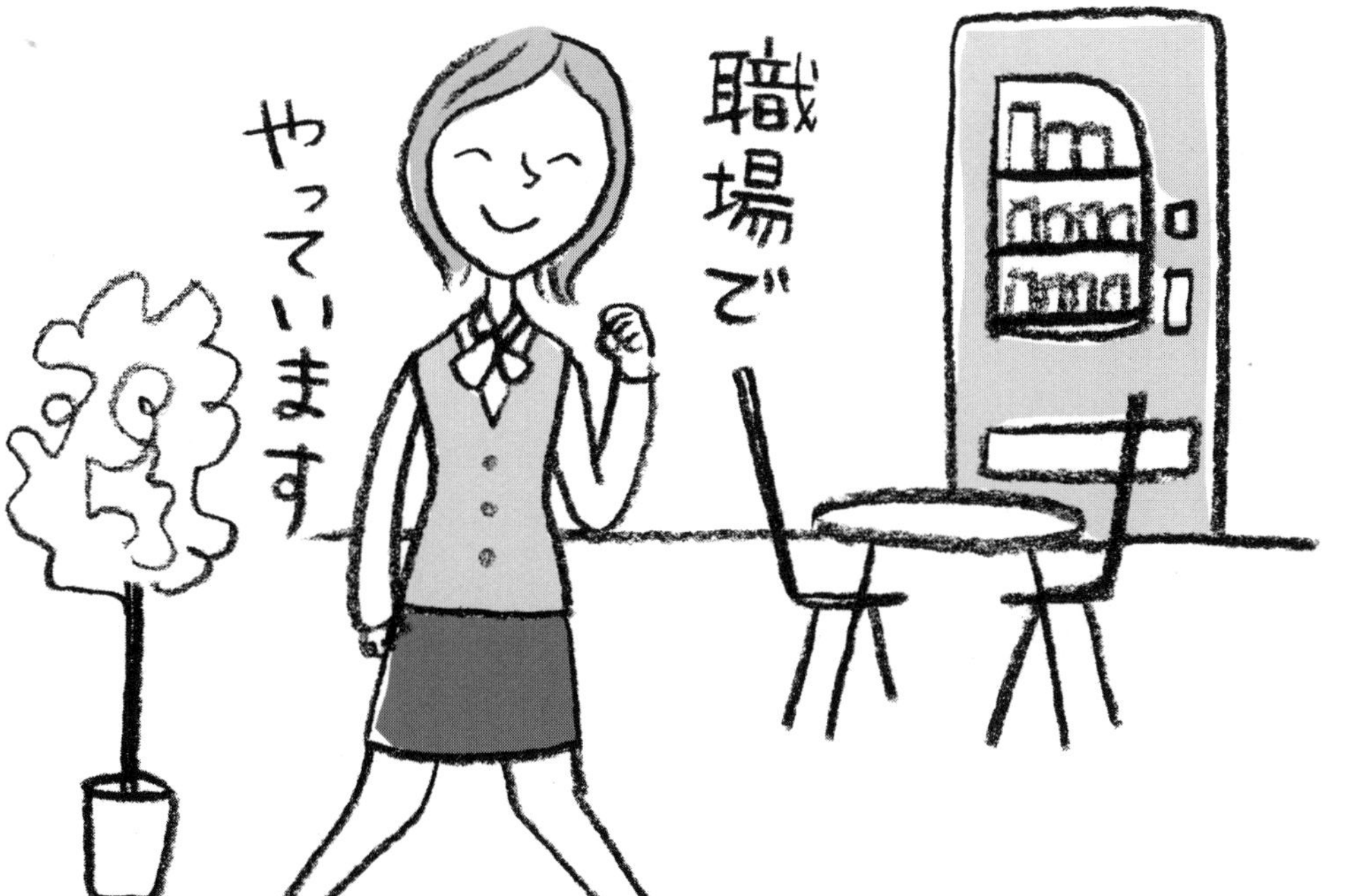

初めて骨盤スクワットを教わったときは、「これだけで、本当にやせるの？」と思いました。なにしろ、回数は1日に1回だけ。時間も、たったの3分ですみます（やり方は12ページ参照）。

しかし、実際に自分で試したところ、太ももがプルプルと震えるほど、「効く」のです。いかにも足腰が引き締まりそうな感じがしました。夏までに体を引き締めたかった私は、さっそく自宅で続けることにしました。

私は1日1回、空いている時間に骨盤スクワットをしました。職場の休憩時間に行うこともあります。

私の場合、つま先を内側に向けた状態で腰を落とすと、すぐに両足のひざが当たってしまいます。そこで、この動作だけは、足を肩幅よりやや広く開いて行いました。

最初に変化が生じたのは、骨盤スクワットを始めて10日ほどたったころです。朝にシャワーを浴びたあと、体重計に乗ると、1kg強やせているのに気づいたのです。

その後も、体重は少しずつ落ちていきました。うれしくて、先生に報告すると、「やせ始めたら、ときどき休むといい」とおっしゃいます。そこで、いわれたとおり、ときどき休みを入れながら続けました。

しかし、こんなふうに休み休み続けていては、もう体重はさほど変わらないだろうという心配もありました。

ところが、その後も体重は順調にへっていきます。始めて2ヵ月めには、6kg減の51kgになっていました。これには、われながらビックリ。

ズボンをはくと、必ずウエスト部分に乗っかっていた「肉の浮き輪」も、すっかり消えました。わき腹も、きれいに引き締まっています。

20代前半のころに負けないヒップライン

ほかにも、予想外のうれしい変化がありました。たるみかけていたヒップラインが上がったのです。

ジーンズをはくと、ヒップがキュッと上がるのが見てとれます。20代前半のころ、私は、荷物を抱えて階段を何度も往復する仕事をしていたことがあります。苦しい肉体労働の結果、ヒップラインが上がりましたが、いまのヒップラインも、このときに劣らず、カッコいいのです。

こんな私の変化に、職場の同僚も驚いたようです。一時は職場で、骨盤スクワットがはやりました。

7ヵ月が過ぎたいまでは、骨盤スクワットは思い出したときに行う程度です。それでも、体重は50～52kgを維持できています。また、やせたおかげでしょうか、最近は、体が軽いのです。

骨盤スクワットのおかげで、もう「肉の浮き輪」を気にせずに、水着姿になれそうです。

日暮里身体均整院院長
小倉誠先生のコメント

ヒップアップしたのは骨盤が閉まった証拠

坂尾さんは、もともと筋肉質で基礎代謝（安静時に消費するエネルギー）が高かったため、骨盤スクワットの効果がスムーズに表れたようです。

骨盤スクワットでは、坂尾さんのようにヒップアップした人が少なくありません。これは、骨盤が閉まった証拠。開いている骨盤は、横から見ると厚みがありません。しかし、骨盤スクワットで骨盤を閉めると、本来の厚みが戻ります。ヒップラインが変わるのは、このためです。

骨盤スクワット
体験レポート 11

骨盤スクワットで6kgやせて体が軽い！小顔になり洋服も1サイズ小さくなった

フリーター・24歳
山根《やまね》 宏樹《ひろき》

「これだけで本当にやせるのかな？」

私が「骨盤スクワット」を知ったのは平成19年の暮れのことです。考案者である小倉《おぐら》 誠《まこと》先生とは、仕事を介して知り合いました。以来、肩こりや疲労感などについて、ときどき相談をしています。

その日も、肩こりについて相談していたのですが、ふと軽い気持ちで、「そういえば最近、胴まわりも気になるんです」と口にしました。すると、「こんな方法もあるよ」といって、先生が骨盤スクワットを教えてくださったのです。

当時の私は、ウエスト81㎝。身長は173㎝で、体重は66kgです。自分と同じくらいの背丈の人と比べると、胴まわりにぜい肉がついていたように思います。

気づいたときには、駅の階段を駆け上がるのがきつくなっていました。体が重くて、すぐに息が切れてしまうのです。

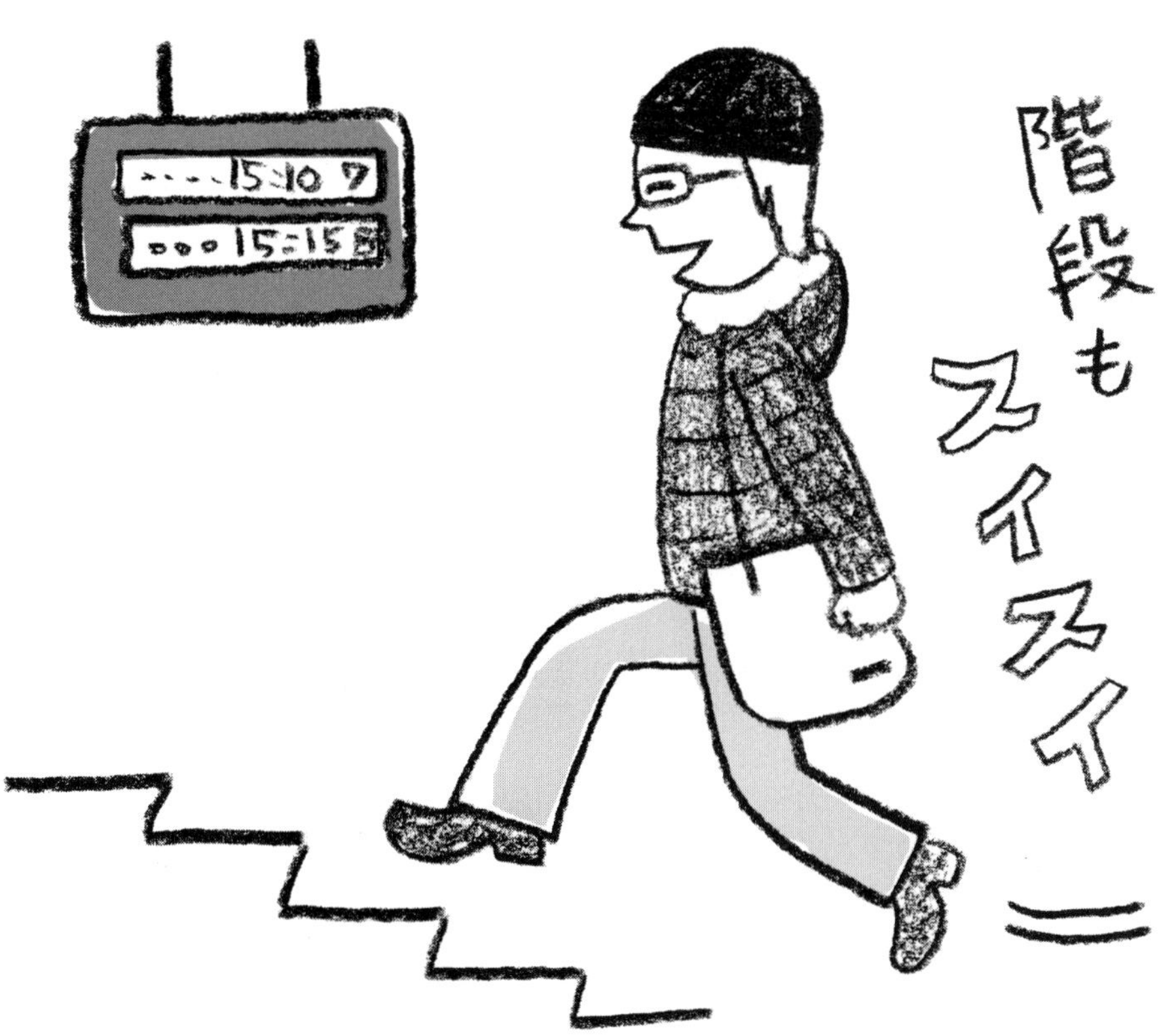

ぜい肉のついた原因は、食生活にあったのかもしれません。もともと私は、食事の量が多いほうです。ごはんは、いつもおかわりをしていました。それに加えて、チョコレートやスナック菓子といった間食も、あたりまえのように食べていたのです。

初めて骨盤スクワットの話を聞いたときには、あまりに簡単なので驚きました。詳しい理屈は聞きませんでしたが、「これだけで本当にやせるのかな?」と思ったほどです。

その一方で、「これなららくだし、続けられる」とも思いました。そこで、ものは試しと、軽い気持ちで骨盤スクワットを始めたのです。

駅の階段もスイスイ駆け上がれる

骨盤スクワットは、時間の空いたときに、1日1回行います。また、3日行ったら1週間休みます。このペースはいまも変わりません（基本的なやり方は12ページ参照）。

始めたばかりのころは、1日にたったの1回、しかも、毎日続けているわけでもないのに、太ももの内側やふくらはぎが筋肉痛で痛んだものです。「意外に筋肉を使うんだ」と、感心しました。

「体が軽いな」と気づいたのは、骨盤スクワットを始めて3週間ほどすぎたころです。正確には覚えていませんが、このころから、体重も少しずつ落ちています。食生活を含め、生活習慣は何も変えていません。「本当にやせるんだ」と、あらためて驚いたものです。

その後も、体重はおもしろいように落ちました。3ヵ月めには、当初より6kg減の60kgになっています。ウエストは4cm減の77cm、胴まわりは、もう気にならなくなりました。

洋服も1サイズ小さくなっています。サイズが一つ変わっただけで、洋服の選択の幅が広がりました。このころは、友人たちにも、「やせた」「顔が引き締まった」などといわれたものです。

6kgもやせると、動作も軽やかになります。おかげで、駅の階段もスイスイと駆け上がれるようになりました。仕事に遅刻しそうなときにも、長い距離を止まらずに走れます。以前の私なら、途中であきらめて歩いていたはずです。ふくらはぎと太ももにも、筋肉がついたような気がします。

また、食事の量は自然とへりました。いまの食事の量は以前の3分の2ほどでしょうか。ごはんのおかわりをしなくても、胃袋は十分に満足します。スナック菓子などの間食もやめました。意識して食事を制限したつもりはありません。この変化は、自分でも不思議です。

現在でも、体重、ウエストは変わりません。

お金をかけず努力もせず、気らくにダイエットをしたいという人がいたら、骨盤スクワットは絶対におすすめです。

日暮里身体均整院院長
小倉誠先生のコメント

適度に休みを交えて続けるとよい

骨盤スクワットは、毎日行うと体が刺激に慣れてしまい、効果が出にくくなります。鍼灸《しんきゅう》やマッサージなどを続けて行うと、体の反射が鈍り、効果が出にくくなるのと同じ理屈です。1週間続けたら3日ほど休むといった具合に、適度に休みを交えて続けるとよいでしょう。

ただし、山根さんは少し休みが多すぎるようです。せめて、3日続けたら3日休む、というペースに切り替えてください。

骨盤スクワットでは、体重が落ち始めるまでの期間は人によって異なります。ただ体重に変化はなくても、3週間ほどで「体が軽くなった」「おなかがへこんだ」などという人が多いようです。これは、骨盤が閉まり始めている証拠。やせる準備が整ったと思って続けてください。

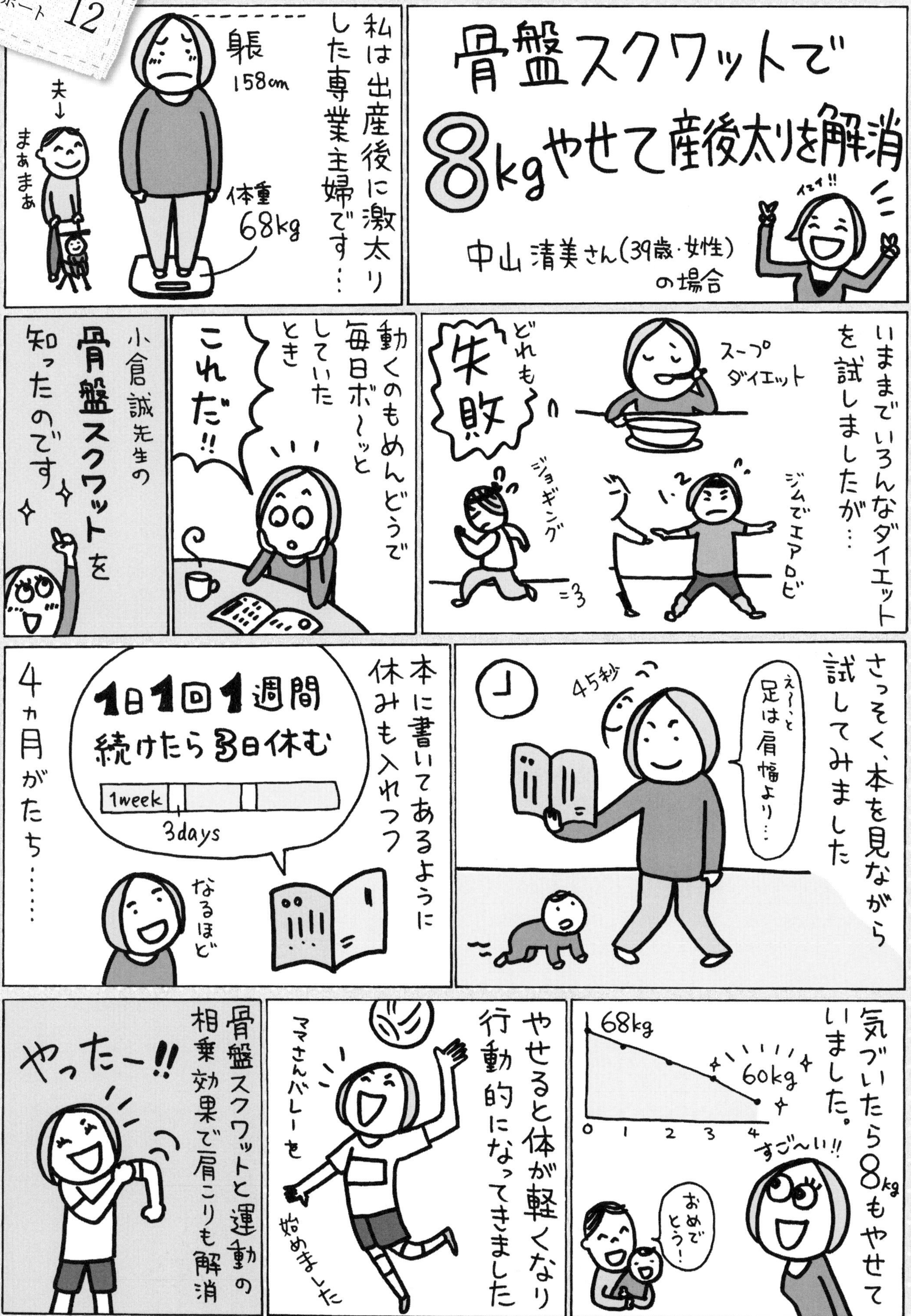
骨盤スクワットで
8kgやせて産後太りを解消
イェイ!!
中山清美さん(39歳・女性)の場合
私は出産後に激太りした専業主婦です…
身長 158cm
体重 68kg
夫↓
まぁまぁ
いままでいろんなダイエットを試しましたが…
スープダイエット
ジムでエアロビ
ジョギング
どれも失敗
動くのもめんどうで毎日ボ〜ッとしていたとき
これだ!!
小倉誠先生の骨盤スクワットを知ったのです
さっそく、本を見ながら試してみました
え〜と足は肩幅より…
45秒
本に書いてあるように休みも入れつつ
1日1回1週間続けたら3日休む
1week
3days
なるほど
4ヵ月がたち……
気づいたら8kgもやせていました。
68kg
60kg
0 1 2 3 4
すご〜い!!
おめでとう!
やせると体が軽くなり行動的になってきました
ママさんバレーを始めました
骨盤スクワットと運動の相乗効果で肩こりも解消
やった〜!!

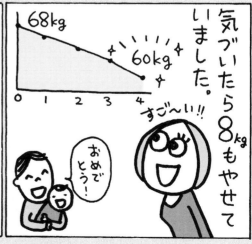

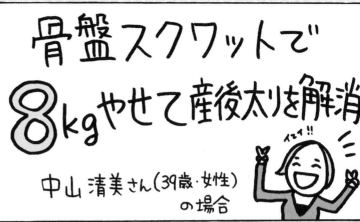

骨盤スクワット Q&A

回答者：小倉《おぐら》　誠《まこと》
（日暮里身体均整院院長）

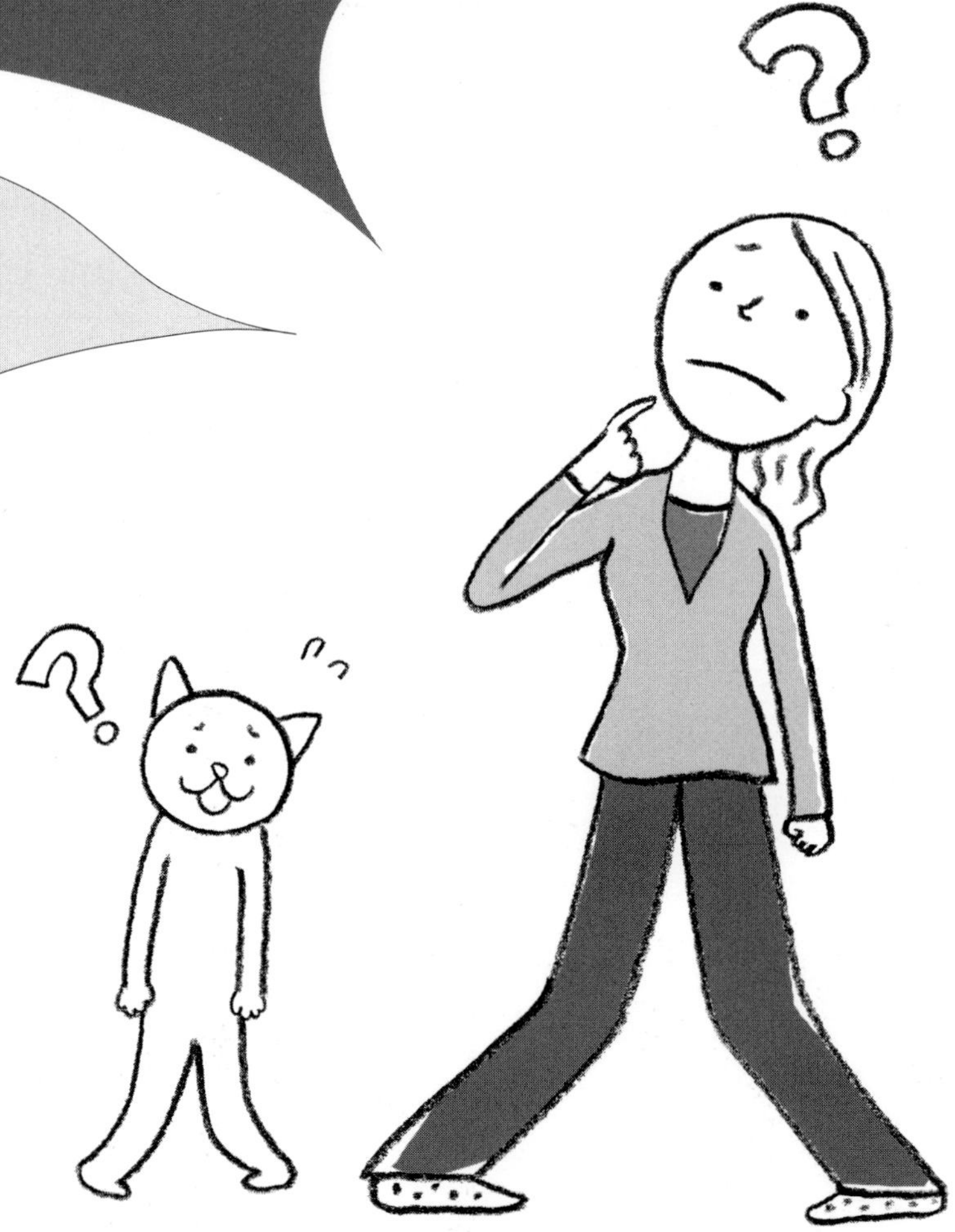

骨盤スクワット Q&A

Q1 生理中や妊娠中にやってもいいですか？

A1 よほど体調が悪くないかぎり、生理中でも骨盤スクワットを行ってかまいません。

ただし、妊娠中は休んでください。女性は妊娠をすると、出産の準備のため、骨盤が徐々に開いていきます。骨盤を閉める骨盤スクワットは、その自然な体の反応に逆らうことになります。出産後は、骨盤を閉めるチャンスです。骨盤が開閉しやすくなっていますから、積極的に行うことをおすすめします。

ちなみに骨盤スクワットは、子宮《しきゅう》を圧迫する筋肉の緊張を取るため、妊娠のための好条件を整えるのにも役立ちます。

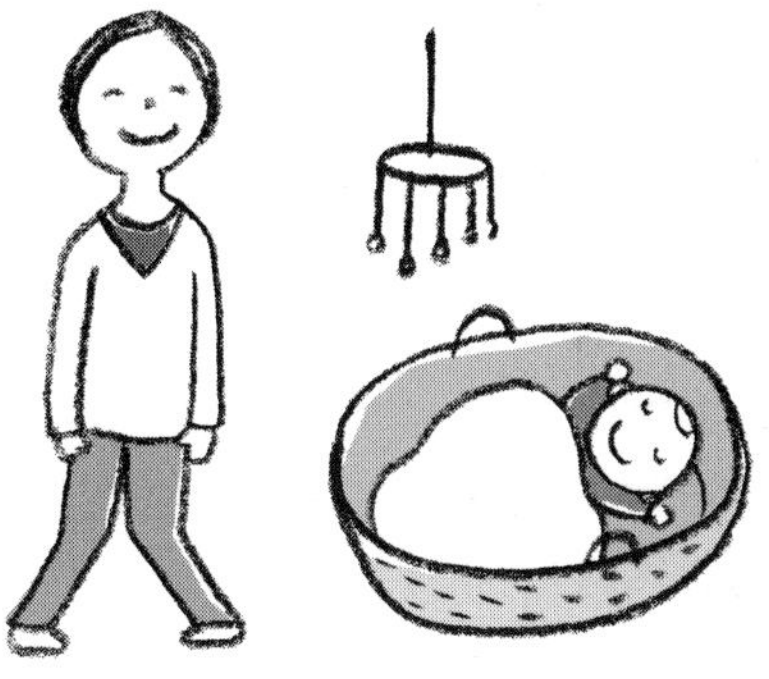

Q2 1日1回ではもの足りません。回数をふやしてはいけませんか？

A2 回数をふやすと、かえって効果が出ません。骨盤スクワットは、一度骨盤を開く方向に圧力を加えてから、骨盤の元に戻ろうとする習性を利用して、骨盤を閉めます。2回以上行うと、閉まった骨盤を再度開くことになるため、効果が出ないのです。

余力があるのなら、ウオーキングなど、ほかの運動をして基礎代謝を上げてください。

Q3 男性がやっても効果はありますか？

A3 私の患者さんたちの例でいえば、男女で骨盤スクワットの効果の差はほとんどありませんでした。

ただ体の構造を考えると、女性のほうが骨盤を閉めやすいのかもしれません。女性の場合、生理や出産に備えるため、もともと骨盤が開閉しやすいのです。

ただし、男性は女性より筋肉の量が多いため、基礎代謝が高いという利点があります。骨盤スクワットの効果に男女差がないのは、そのためだと思われます。

Q4 「骨盤が閉まる」という感覚がわかりません。どうすれば自覚できますか？

A4 立った姿勢でつま先を思い切り内側に向けると、それだけで骨盤は閉まります。このとき、お尻から股関節の上のあたりにかけて、力が入るのがわかるでしょうか。これが「骨盤が閉まる」という感覚です。

骨盤スクワットでは、つま先を内側に向けて腰を落としたときや体を前に傾けるときに、これと似た感覚が得られるはずです。骨盤の開きが大きいと気づきにくいのですが、続ければ実感できるようになります。

Q5 お尻が大きいのですが、骨盤はちゃんと閉まりますか？

A5 「お尻が大きい」となげく人の多くは、お尻の横幅が広いことを気にしているようです。

正面から見ると、骨盤は本来、ハート形をしています。しかし、骨盤が開くとハート形がゆがみ、幅広の長方形に近くなります。「お尻が大きい」という人は、骨盤の開きが大きいのかもしれません。この場合、時間はかかりますが、骨盤スクワットで骨盤を閉めることは可能です。

Q6 効果の表れ方に、年齢は関係ありますか？

A6 骨盤は、1つの仙骨《せんこつ》と左右一対の寛《かん》骨《こつ》の計3つの骨で成り立っています。その仙骨と寛骨をつなぐのが、仙腸関節です。

骨盤が開いた状態で老化が進むと、仙腸関節が癒着し、骨盤が閉まりにくくなります。この場合、効果が出るまでに時間がかかります。

ただし、仙腸関節の癒着の程度は、その人の運動量によって異なります。70歳を超える方でも、日ごろからよく体を動かしている人は、仙腸関節に癒着はほとんど見られません。骨盤スクワットの効果もよく出ます。

Q7 効果を高めるには、日常生活でどんなことに注意をすればよいでしょうか？

A7 ここでは、4つの提案をいたしましょう。

①食事はよく噛んで食べる

内臓が下垂すると、それに押し出される形で骨盤が開きます。ふだんから食べすぎの傾向がある人は、内臓が下垂しがちです。ひと口50回を目安として、よく噛《か》んで食事をすれば、食べすぎを防ぐことができます。

②寝る前には食事をしない

消化不良を起こすと、胃腸に内容物が長く残ります。このような人は、内臓が下垂しやすいようです。消化不良を防ぎ、内臓を休めるためにも、寝る前の2時間は食事を避けたいものです。

③食べたくないときには、無理に食べない

1日3食、決まった時間に食事をしなければならない、という決まりはありません。食べたくないのに無理をして食べると、消化不良を起こし、内臓下垂を招きます。

④基礎代謝を上げる

入浴時に、熱めのお湯に胸まで5分つかるだけで、基礎代謝（安静時に消費するエネルギー）は上がります。体力に応じて、ウオーキングやエアロビクスなどを始めるのもよいでしょう。

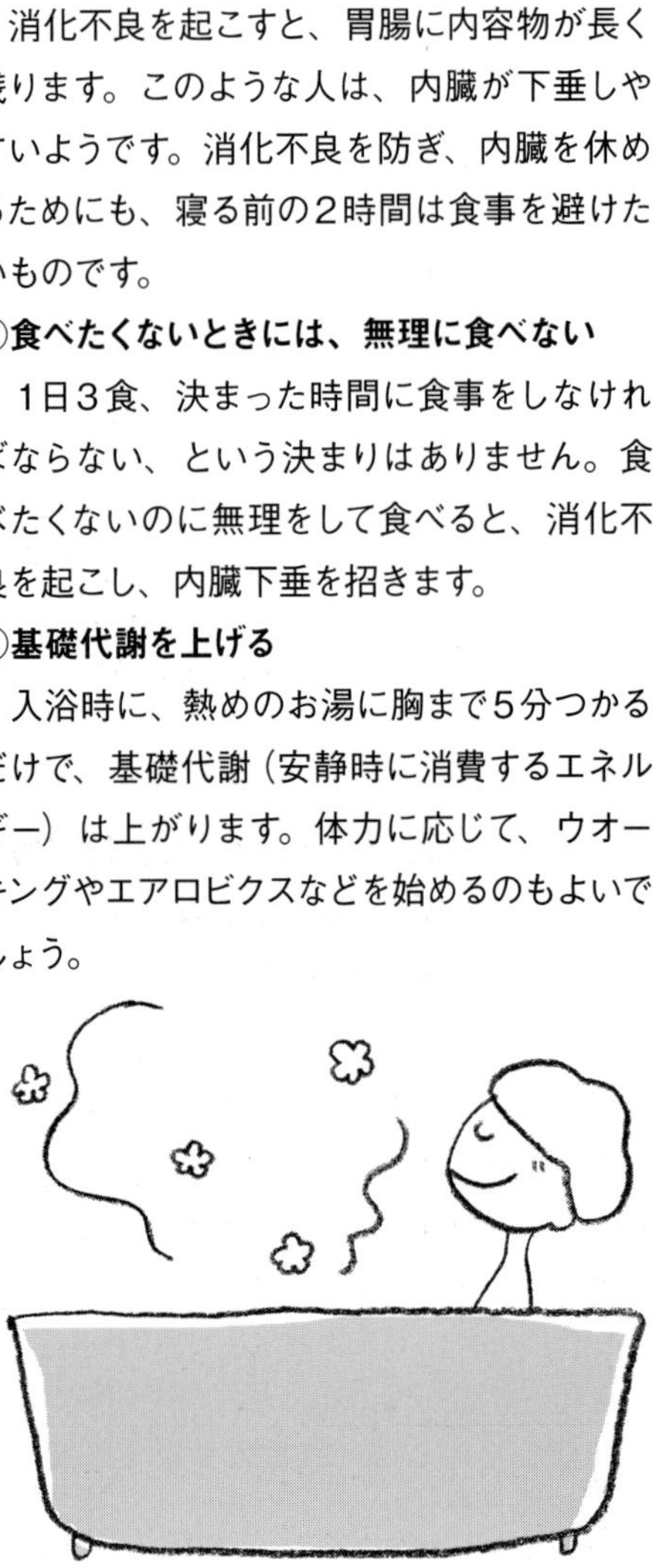

Q8 45秒もかけてゆっくりと腰を落とすのはなぜですか? また、時間をかけるほど効果が出るのでしょうか?

A8 整体法では、開いた骨盤を閉めるには２つの方法があります。１つは息を吐《は》く瞬間、吸う瞬間（呼吸の間隙《かんげき》）に強い刺激を骨盤に与えるという方法です。これは刺激を与えるタイミングがむずかしいため、一般的な方法とはいえません。

もう１つは、40秒ほどの力をかけて、ゆっくりと骨盤に圧力を加える方法です。骨盤スクワットは、この方法を応用しています。したがって、ゆっくりとした圧力は不可欠。また、圧力を加える時間が長ければよいというものでもありません。

Q9 ひざに痛みが出てきました。やり方が間違っているのでしょうか?

A9 骨盤スクワットによってひざに痛みが生じるという人は、腰椎《ようつい》（背骨の腰の部分）の３番が多少ずれているのでしょう。「腰椎のずれ」というと大変なことのように思われるかもしれませんが、痛みなどの自覚症状はめったに生じません。実は、腰椎は内臓の疲労や体の使い方などによって、ずれたり戻ったりをくり返しているのです。

ひざに痛みが生じる場合は、３～４日ほど休んで様子を見てください。腰椎３番の位置が元に戻れば、ひざは痛まなくなるはずです。

また、熱めのお湯にヘソより10㎝ほど上までつかる半身浴《はんしんよく》は、腰椎の位置を調整するのに有効です。

Q10 ウエストや太ももは締まってきましたが、体重に変化はありません。なぜでしょうか?

A10 骨盤スクワットでは、人によって効果の表れ方に差があります。私の患者さんの例でいうと、体重が落ちる前にウエストが引き締まるという人が多いようです。そのまま続けていれば、体重はきっと落ちるはずです。

体重が落ちにくい人は、内臓の下垂が進んでいるのかもしれません。骨盤スクワットとあわせて、内臓下垂を改善する動作（やり方は18ページ参照）をおすすめします。

また、Q7でご紹介した①～③の提案も、内臓下垂の改善に有効です。

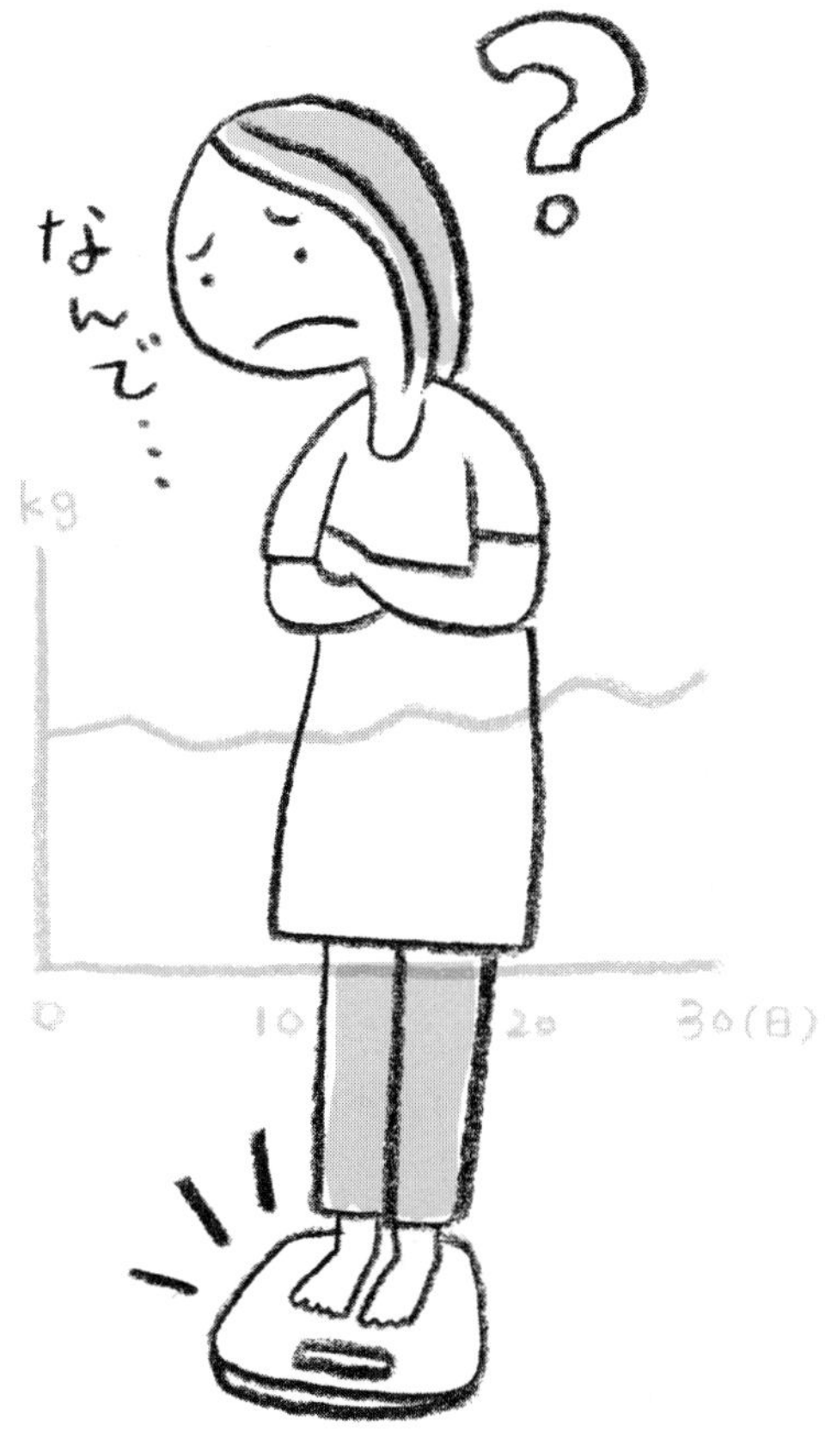

Q11 毎日同じ時間に行ったほうがよいでしょうか？　行う時間帯によって効果に差は生じますか？

A11　骨盤は1日の中で閉じたり開いたりをくり返しています。体を動かし始める朝は、活動に支障がないようにしっかりと閉じ、体を休める夜は、リラックスして開くというのが一般的です。

この骨盤開閉の周期を考えると、骨盤の閉まる朝に骨盤スクワットを行うのが理想的なのかもしれません。

ただ、行う時間は、さほどこだわらなくてもよいのではないでしょうか。いちばん肝心なのは、続けることです。1日1回、自分の好きな時間、都合がよい時間に行ってください。

Q12 出産後、戻らないおなかを引き締めたいのですが、おなかの皮がたるまないように引き締めることはできますか？

A12　この場合、おなかまわりは必ず引き締まります。ただし、皮膚のたるみに関しては、劇的な改善はあまり期待しないでください。

ウオーキングなどの運動を並行して行い、筋肉の量をふやして基礎代謝を上げれば、皮膚のたるみは少しずつ消えるでしょう。Q9でご紹介した熱めのお湯での半身浴も、皮膚の引き締めに役立ちます。

Q13 やり方の①（12ページ参照）で、腰を足首のあたりまで落とすことができます。こんなふうに腰を落とし切ってもよいのでしょうか？

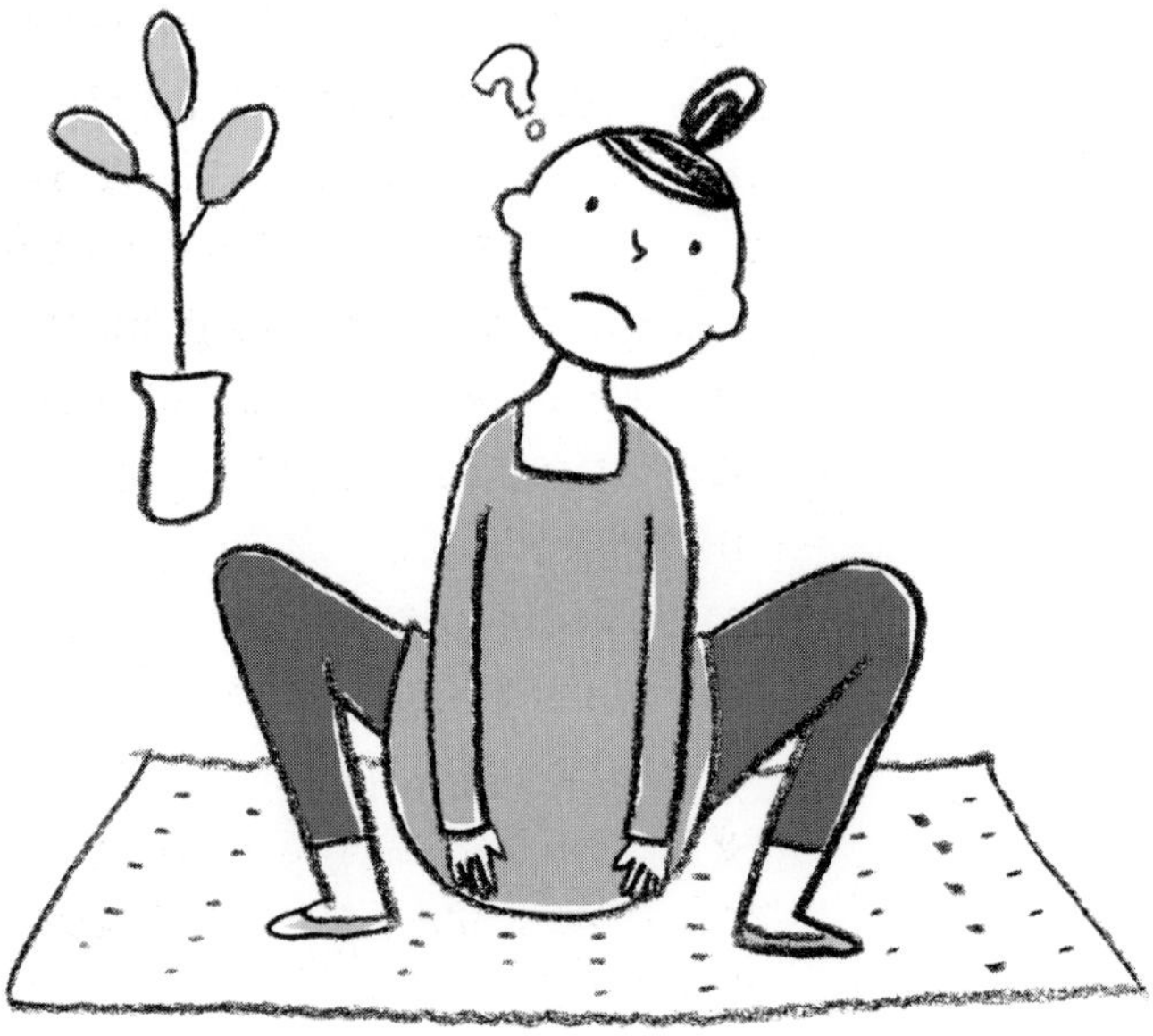

A13　やり方の①で、腰を床すれすれまで落とすことは、まず不可能です。落とせるという方は、自分のやり方に誤りがないかを確認してください。両足は肩幅より広く開いてはいませんか？　腰を落とすさいに、ひざが内側に入ってはいませんか？

やり方の①では、とくにひざが内側に入ってしまう人が多いようです。つま先はできるだけ外側に向け、ひざをつま先と同じ方向に向けながら腰を落とすようにしてください。

正しい形で行えば、ひざの高さあたりまでしか腰は落ちません。

Q14 いままで続けていたストレッチを並行して行ってもかまいませんか?

A14 骨盤スクワットでは、別の運動をあわせて行えば、より大きな効果が期待できます。ストレッチなどは、いままでどおり続けてもかまいません。骨盤スクワットとやり方の似ている腰割りや開脚などの体操でも、とくに問題はないはずです。

骨盤スクワットでは、40秒ほどの時間をかけて骨盤に圧力を加えます。そのゆっくりとした圧力によって、骨盤を閉めるのです。このような圧力の加え方は、通常の体操やストレッチではあまり見られません。骨盤スクワットの直後に体操やストレッチなどを続けて行っても、骨盤の状態は変わりません。

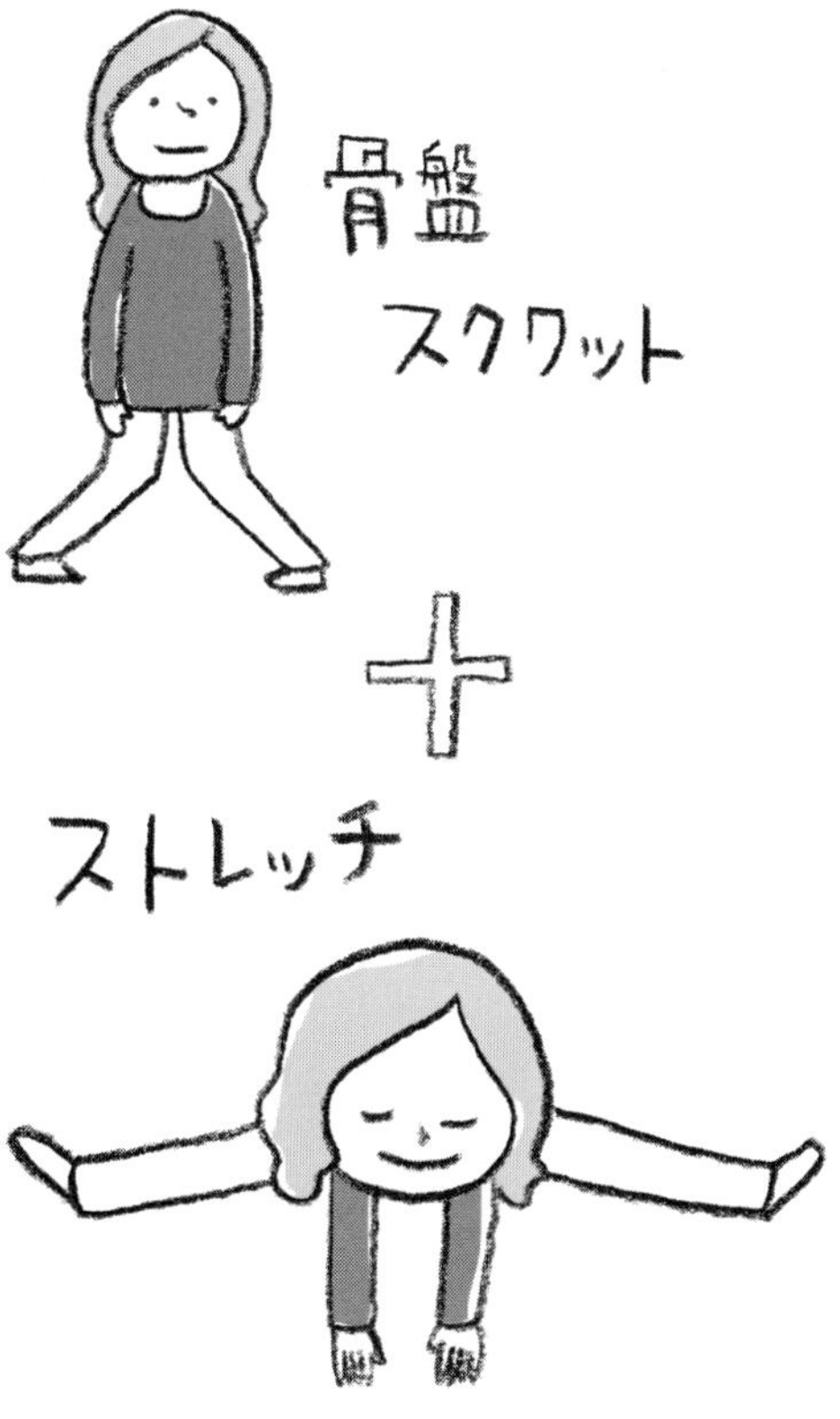

Q15 股関節が硬いのですが、骨盤スクワットで柔らかくなりますか?

A15 体が硬い人は、骨盤が開いた状態で仙腸関節が硬化しているのかもしれません。私の患者さんたちの例で見ても、体の硬い人は効果が出るまでに多少時間がかかるようです。

ただし、時間はかかりますが、効果は必ず表れます。また、続けることで股関節も柔らかくなるようです。

体が十分に温まっているお風呂上がりに行えば、無理な負担をかけずに関節を柔らかくすることもできるでしょう。

Q16 骨盤スクワットでは、ダイエット以外にどんな効果がありますか?

A16 体重の減少は、生活習慣病の予防につながります。血糖値や肝機能値、総コレステロール値など、健康診断の数値の改善も期待できるでしょう。

骨盤スクワットでは内臓の下垂が正されるため、内臓の働きもよくなります。便秘や下痢、生理痛、生理不順などが改善したという例も少なくありません。

ほかにも、血流がよくなるため、足のむくみや冷えが解消します。また、腹筋と背筋が鍛えられるので、腰痛やネコ背の改善も期待できます。

Q17 腰を落とすさいに上半身に力が入ってしまいます。効果に影響するでしょうか？

A17 骨盤スクワットを行うときは、骨盤の開閉に意識を向けると、より大きな効果が期待できます。Ｑ４でご紹介した「骨盤が閉まる」という感覚を、ぜひつかんでほしいと思います。

ただ、腰を落とすさいに上半身に力が入っていると、骨盤に意識を向けるのはむずかしいでしょう。おなかの奥深くにまで届くような、ゆったりとした呼吸をし、上半身の緊張を解くように心がけてください。

Q18 骨盤スクワットをするさいに、呼吸で注意することはありますか？

A18 呼吸そのものは、骨盤スクワットの効果に影響を及ぼさないと思います。体にムダな力が入らないよう、深く大きな呼吸を心がける程度でかまいません。

骨盤スクワットを実践している人の中には、吐く息を長めにするとやりやすいという人もいます。この場合、筋肉を伸ばしやすくなるのは確かです。やりづらさを感じている人は、自分なりに呼吸を工夫してみてはいかがでしょうか。

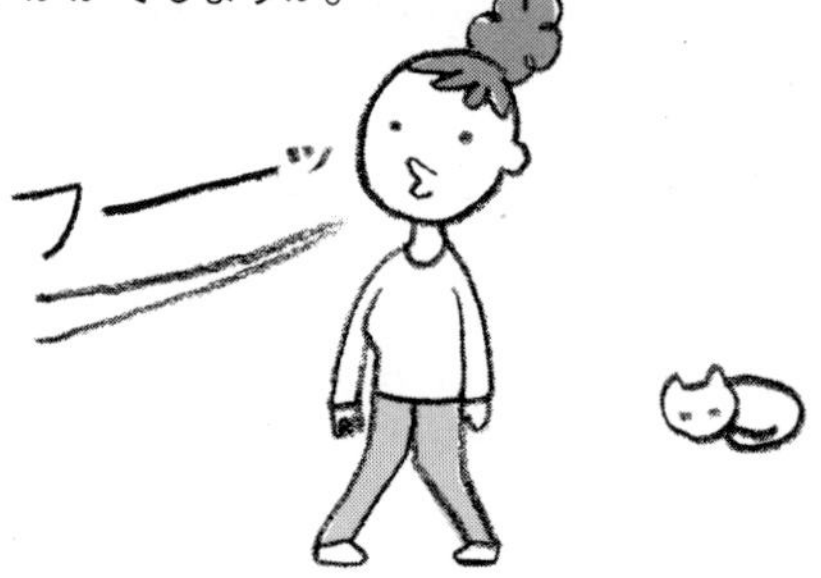

Q19 2kg ほどやせたら骨盤スクワットを一時休むとのことですが、その間にリバウンドはしませんか？

A19 体重が急激にへると、体は危機感を感じて、少しの食物から多くの栄養を吸収しようとします。つまり、栄養の吸収効率が高くなるのです。骨盤スクワットでは、この現象を避けるために2kg 減を目安に休むことをおすすめしています。

ただし、休んでいる間も体重のチェックはまめに行ってください。体重が落ちなくなったら、骨盤スクワットを再開します。再開までの期間は、人によって差がありますが、１週間程度という場合が多いようです。

休んでいる時期によほど食べすぎない限り、リバウンドをすることはありません。

Q20 ひどく太っているのですが、やはり2kg 減を目安に休んだほうがいいのでしょうか？

A20 人によって差はあるのでしょうが、やはり2kg 減を目安に休んでほしいと思います。

Q19 でもご紹介したように、体重が急激にへると、体は危機感を感じて食物の栄養吸収効率を高めます。この現象を防ぐためには、１ヵ月に3kg 以上の減量は避けたいところです。

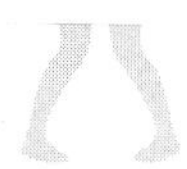

●デザイン
森田伴美
●表紙イラスト
ウマカケバクミコ
●撮影
加藤しのぶ
●ヘアメイク
喜久絵美（WYNN）
●モデル
MEI（AIMING）
●本文マンガ・イラスト
坂木浩子
●本文図版
たけうちいづみ
●ライティング
石川恵美子、辻　寿子
●編集担当
安藤伸剛
●協力企画
『安心』編集部

監修　小倉　誠

日暮里身体均整院院長。幼少のころより中国武術、気功整体の修業を始め、武当龍門派気功、推拿術(中国式按摩)、八極拳、壁掛拳などを修める。その後カイロプラクティック、オステオパシー等の西洋手技療術を学び、東洋と西洋の総合手技療術院である日暮里身体均整院を主宰。気功法教室主幹、セミナー講師、中国武術協会認定指導員としても、日々活躍中。また、東洋医学・気功整体による美容メソッドを開発。画期的なダイエット法「骨盤スクワット」を紹介し、ダイエット成功者が続出している。

コワいほどやせる!
骨盤スクワット
平成21年5月2日　第3刷発行

監修	小倉　誠
編集人	泉　篤
発行人	梶山正明
発行所	株式会社マキノ出版 〒113-8560 東京都文京区湯島2-31-8 http://www.makino-g.jp
編集	TEL03-3818-1251（編集部）
販売	TEL03-3815-2981（販売部）
印刷・製本所	大日本印刷株式会社

ISBN978-4-8376-6143-6 C9477